海外館藏中醫古籍珍善本輯存（第一編）

第八册

劉金柱　羅彬　主編

儒門事親（二一）

素問玄機原病式

廣陵書社

醫經醫理類

儒門事親（二）

卷十—十二

〔金〕張戴人先生 著

洛陽松下睡鶴堂藏板

儒門事親撮要圖卷之十

難素撮要究治

太易未見氣也

太初氣之始也

太

甲膽　乙肝　[illegible]　丁心　戊胃

三焦　寅相火　手少陽

大腸　卯燥金　手陽明

小腸　辰寒水　手[illegible]

包絡　巳風木　手厥陰

心　午君火　手少陰

肺　未濕土　手太陰

從則[illegible]則和

是動則病者氣之所感也

天之邪感則害人五臟肝心脾肺腎實而不滿可下之而已也

水穀之寒熱感則害人六腑膽胃三焦膀

識病用藥之圖

極	太始　形之始也	太素　質之始也

巳　脾	庚　大腸	辛　肺	壬　膀胱	癸　腎

膽	胃	膀胱	肝	腎	脾
申相火　足少陽	酉燥金　足陽明	戊寒水　足太陽	亥風木　足厥陰	子君火　足少陰	丑濕土　足太陰

違其氣則病

胱大腸小腸滯而不實可吐之而已也

地之濕氣感則害人皮肉筋脉肌膚從外而入可下之而已也

所生病者血之所成也

天地六位藏象之圖

此論元無此圖添之

屬上二在天	大虛天面	金火合德	燥金主清	肺 上焦 象天	下絡大腸
屬		火	君火主熱	心包絡	下絡小腸
屬中二位人	風雲之路	水木火合德	風木主溫	肝 中焦 象人	下絡膽經
屬	萬物之路	火	相火主極熱	膽次	卷絡
屬下二位地	地面黃泉	圭二合德	濕土主涼	脾 下焦 象地	下絡胃
屬		水	寒水主寒	腎 黃泉	旁絡膀胱

外有風寒暑濕屬天之四令無形也
内有饑飽勞逸屬天之四令有形也
一者始因氣動而内有所成者謂積聚癥瘕瘤氣癭
起結核狂瞀癲癇疵曰癥堅也積也瘕氣血也
二者始因氣動而外有所成者謂癰腫瘡瘍疥癬疽
痔搗渼浮腫目赤熛瘄胕[illegible]　疿之類是也
三者不因氣動而病生于内者謂留飲癖食饑飽勞
損宿食霍亂悲恐喜怒想慕憂結之類是也
四者不因氣動而病生于外者謂瘴氣賊魅虫蛇蠱
毒伏尸鬼擊衝薄墜墮風寒暑濕斫射割刺之類是

也

風木鬱之病

故民病胃脘當心而痛四肢兩脇咽膈不通飲食不下甚則耳鳴眩轉目不識人善僵仆筋骨強直而不用卒倒而無所知也

暑火鬱之病

故民病少氣瘡瘍癰腫脇肋胸背首面四肢䐜憤臚脹瘍疿嘔逆瘈瘲骨痛節疼及有動泄注下溫瘧腹中暴痛血溢流注精液衰少目赤心痛甚則瞀悶懊憹善暴死也

濕土鬱之病

故民病心腹脹腸鳴而為數後甚則心痛脇䐜嘔逆

霍亂飲發注下胕腫身重脾熱之生也

燥金鬱之病

故民病欬逆心腹滿引少腹善暴痛不可反側嗌乾

面塵色惡金勝而木病也

寒水鬱之病

故民病寒客心痛腰椎痛大關節不利屈伸不便善

厥痞堅腹滿陰乘陽故也

初之氣

自大寒至立春春分厥陰風木之位陽用事而氣微
故曰少陽得甲子元頭常准以大寒交初之氣分以
六周甲子以應六氣下傚一月正月二月少陽三陰
三陽亦同

二之氣

春分至小滿少陰君火之位陽氣清明之間又陽明
之位

三之氣

小滿至大暑少陽相火之位陽氣發萬物俱成故亦
云太陽旺其脉洪大而長天氣并萬物人脉盛衰造

物造化亦同

四之氣

大暑至秋分太陰濕土之位天氣吉感夏後陰已用事故曰太陰旺此三陰三陽與天氣標本陰陽異矣

脉緩大而長燥金旺緊細短氣以萬物乾燥明可見矣

五之氣

秋分至小雪陽明燥金之位氣寒陰盛故云金氣旺

其脉細而微

終之氣

小雪至大寒太陽寒分之位陰極而盡天氣所收故
曰厥陰旺厥者盡也

風木肝酸　　達鍼

與膽爲表裏東方木也色青外應目主治血芍藥味
酸微寒澤瀉鹹平烏梅酸熱
諸風掉眩皆屬於肝木主動　法曰達者吐也其高
者因而越之可刺大敦灸亦同

暑火心苦　　發汗

與小腸爲表裏南方火色外應舌主血運諸經大黃
苦寒木香苦温黃連苦凉沒藥苦熱

諸痛痒瘡瘍皆屬於心火治法曰熱者汗之令其疎
散也可刺少衝灸之亦同
濕土脾甘　　奪鹹
與胃爲表裏中央土也色黄應唇主肌肉應四時蜜
甘凉甘草甘平
諸濕腫滿皆屬于脾土治法曰奪者瀉也分陰陽利
水道可刺隱白灸亦同
燥金肺辛　　清鹹
與大腸爲表裏西方金也色白外應皮毛鼻亦行氣
乾薑辛熱生薑辛温薄荷辛凉

諸氣憤鬱皆屬于肺金治法曰清者清膈利小便解表可刺少商灸亦同

寒水腎鹹　折鍼

與膀胱爲表裏北方水也色黒外應耳主骨髓牡蠣鹹寒水蛭鹹寒

諸寒收引皆屬于腎水治法曰折之謂抑之制其衝逆可刺涌泉灸亦同

大寒子上初之氣

初之氣爲病多發欬嗽風痰風厥涎潮痺塞口喎半身不遂失音風癇風中婦人胸中留飲兩臍腹微痛

嘔逆惡心旋運驚悸狂陽心風搐搦顫掉初之氣病宜以瓜蔕散吐之在下泄之

春分卯上二之氣

二之氣爲病多發風溫風熱經曰風傷於陽濕傷於陰微頭痛身熱發作風溫之疾風傷於衛氣也濕傷於脾氣也是以風溫爲病陰陽俱自浮汗出身重多眠鼻息語言難出此已上二證不宜下若與巴豆大毒丸藥熱證併生重者必死二之氣病宜以桂枝麻黃湯發汗而已

小滿巳上三之氣

三之氣爲病多發熱皆傳足經者多矣太陽陽明少陽太陰少陰厥陰陽者發熱惡寒頭項痛腰脊強陽明身熱目疼鼻乾不得臥少陽者胸脇痛耳聾口苦寒熱往來而嘔此三陽屬熱太陰者腹滿咽乾手足自溫自利不渴或腹滿時痛少陰者故口燥舌乾而渴厥陰者腹滿囊縮喘熱悶亂四肢厥冷爪甲青色三之氣病宜以清涼上溫下養不宜用巴豆丸下之

大暑未上四之氣

四之氣爲病多發暑氣頭痛身熱發渴不宜作熱病治宜以白虎湯得此病不傳染次發脾泄胃泄大腸

泄小腸泄大瘕泄霍亂吐瀉下痢及赤白相雜水穀不分消腸鳴切痛面浮足腫目黃口乾脹滿氣痞手足無力小兒亦如此四之氣病宜滲泄五苓散之類

秋分酉上五之氣

五之氣爲病多發喘息嘔逆欬嗽及婦人寒熱往來痎瘧痔消渴中滿小兒斑癮瘡疱五之氣病宜以大小柴胡湯宜解治表裏之類

小雪亥上終之氣

終之氣爲病多發風痰風寒濕痹四肢秋收多冬水復旺水濕相搏肺氣又衰冬寒甚故發則收則痿厥

弱無以運用水液澄清冷大寒之疾積滯瘕堅痞益血瘕凡氣之疾終之氣病宜破積發汗之類

肝之經足厥陰風乙木

是動則病腰痛不可以俛仰丈夫㿗疝婦人少腹腫甚則嗌乾面塵脫色是肝所生病者胸滿嘔逆飧泄狐疝遺溺閉癃為此諸病

膽之經足少陽風甲木

是動則病口苦善太息心脅痛不能轉側甚則面微有塵體無膏澤足外反熱是為陽厥是主骨所生病者頭痛頷痛目內眥痛缺盆中腫痛腋下腫馬刀俠

瘈汗出振寒瘧胸脇肋髀膝外至胫絶骨外踝前及諸節皆痛小指次指不用為此諸病

心之經手少陰暑者丁火

是動則病嗌乾心痛渴而欲飲是為臂厥是主心所生病者目黄脇痛臑臂内後廉痛厥掌中熱痛為此諸病

小腸經手太陽暑者丙火

是動則病嗌痛頷腫不可以顧肩似拔臑似折是主液所生病者耳聾目黄頰腫頸頷肩臑肘臂外後廉痛為此諸病

脾之經足太陰濕己土

是動則病舌本強食則嘔胃脘痛腹脹善噫得後與氣則快然如衰身體皆重是主脾所生病者舌本痛體不能動搖食不下煩心心下急痛溏瘕泄水閉黃疸不能卧強立股膝內腫厥足大指不用爲此諸病

胃之經足陽明濕戊土

是動則病灑灑振寒善呻數欠顔黑至則惡人與火聞木聲則惕然而驚心欲動獨閉戶塞牖而處甚則欲上高而歌棄衣而走賁響腹脹是爲骭厥是主血所生病者狂瘧溫淫汗出鼽衄口喎脣胗頸腫喉痹

大腹水腫臍腹腫痛循膺乳氣衝股伏兔骭外廉足跗上皆痛中指不用氣盛則身以前皆熱其有餘于胃則消穀善饑溺色黃氣不足則身以前皆寒慄胃中寒則脹滿爲此諸病

心包絡手厥陰爲母血

是動則病手心熱臂肘攣急腋腫甚則胸脇支滿心中憺憺大動面赤目黃喜笑不休是主脈所生病者煩心心痛掌中熱爲此諸病

三焦經手少陽爲父氣

是動則病耳聾渾渾焞焞嗌腫喉痹是主氣所生病

者汗出目銳眥痛耳後肩臑肘臂外背痛小指次指不用爲此諸病

大腸經手陽明燥庚金

是動則病齒痛頸腫是主津液所生病者目黃口乾鼽衄喉痹肩前臑痛大指次指痛不用氣有餘則當脉所過者熱腫虛則寒慄不復爲此諸病

肺之經手太陰燥辛金

是動則病肺脹滿膨脝而喘欬缺盆中痛甚則交兩手而瞀此爲臂厥是主肺所生病者欬上氣喘渴煩心胸滿臑臂內前廉痛厥掌中熱氣盛有餘則肩背

痛風寒汗出中風小便數而欠氣虛則肩背痛寒少
氣不足以息溺色變爲此諸病
腎之經足少陰寒癸水
是動則病饑不欲食面如漆柴欬唾則有血喝喝坐
而欲起目䀮䀮如無所見心如懸若饑狀氣不足則
善恐心惕惕如人將捕之是爲骨厥是主腎所生病
者口熱舌乾咽腫上氣嗌乾及痛煩心心痛黃疸腸
澼脊股內後廉痛痿厥嗜臥足下熱而痛爲此諸病
膀胱經足太陽寒壬水
是動則病衝頭痛目似脫項如拔脊痛腰似折髀不

可以曲。脛如結，踹如裂，是為踝厥，是主筋所生病者，痔瘧狂癲疾，頭顖項痛，目黃淚出，鼽衄，項背腰尻膕踹腳皆痛，小指不用，為此諸病。

風治法：風淫于内，治以辛涼，佐以甘草，以甘緩之，以辛散之。

防風通聖散　天麻散　防風湯　祛風湯

小續命湯　消風散　排風湯

暑治法：熱淫于内，治以鹹寒，佐以甘苦，以酸收之，以苦發之。

白虎湯　桂苓湯　玉壺丸　碧玉散

玉露散　石膏湯

濕治法濕淫于內治以苦熱佐以鹹淡以苦燥之以淡泄之

白朮木香散　桂苓白朮丸　五苓散

葶藶木香散　益元散　神助散

火治法火淫于內治以鹹寒佐以甘辛以酸收之以苦發之

涼膈散　解毒丸　神功丸

八正散　調胃散　大小承氣湯

燥治法燥淫于內治以苦溫佐以甘辛以辛潤之以

苦下之

神功丸　麻仁丸　脾約丸

潤體丸　潤腸丸　四生丸

葶藶散

寒治法寒淫于内治以甘熱佐以苦辛以辛散之以苦堅之

薑附湯　四逆湯　二薑湯

术附湯　大戊己丸　附子理中湯

六門病證藥方

風門獨治於內者

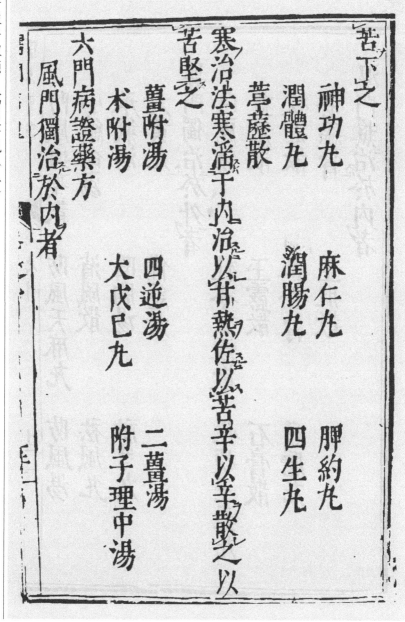

防風通聖散　防風天麻丸　防風湯
小續命湯　消風散　祛風丸
承氣湯　陷胸湯　神芎丸
大黄丸　備急丹

暑門獨治於外者

白虎湯　桂苓甘露散　化痰玉壺丸
益元散　玉露散　石膏散
拔毒散　[illegible]　魚膽丸
金絲膏　生肌散

濕門兼治於內者

五苓散　葶藶木香散　白术木香散
益元散　大橘皮湯　桂苓白术丸
神助散　[illegible]湯　小柴胡湯
柴胡飲子　防風通聖散　防風當歸飲子

火門兼治於[illegible]而[illegible]

涼膈丸　黃連解毒湯　瀉心湯
神芎丸　八正散　調胃散
調胃承氣湯　桂苓湯　麻黃湯
小建中湯　升麻湯　五積散

燥門先治於內後治於外者

神芎丸　脾約丸　麻仁丸

潤體丸　四生丸

謂寒藥攻其裏大黃蕪牽牛之類

謂熱藥攻其表桂枝麻黃升麻之類

薑[illegible]　四逆湯[illegible]　二薑湯　朮附湯

寒[illegible]　[illegible]於內者

[illegible]者宜寒[illegible]　[illegible]理中丸

謂熱藥攻其[illegible]　謂寒藥攻其裏

內經濕變五泄　六氣之邪天無形風暑濕火燥寒

五形濕屬戊巳濕入脈經爲實

六味屬地有質酸苦甘辛鹹淡

五臟濕屬脾胃濕入大腸爲虛

胃泄風濕

夫[illegible]穀出色黃風乘胃也宜化劑

之類

脾[illegible]

夫脾泄者腹脹滿泄實則生嘔逆三證宜和劑淡劑

甘劑清劑之類

大腸泄燥濕

夫大腸泄者腸鳴切痛先宜寒劑奪之次甘劑分其

陰陽也

小腸泄熱湿

夫小腸泄者溲而便膿血少腹痛宜寒劑奪之淡劑
甘劑分之

大瘕泄裏急

夫裏　不能便先宜清劑寒劑奪之
後　莖中痛亦同

胃泄風湿

飱泄春傷於風夏必飱泄餐不化亦成飱泄風而
飱泄者宜先發劑次宜淡劑甘劑分劑之類

屎一作屍

洞泄春傷於風邪氣留連乃為洞泄瀉下褐色治法
同上又宜灸分水穴濕氣在下又宜以苦劑越之
汗 金匱十全之[illegible]側吁曰休息洞泄屬甲乙
風淡劑甘劑分 裏寒積勿服峻熱之藥小便澁
則生瘍後重膿血者死於暑之日如屎臭者不治
霍亂 吐瀉寒穀不化陰陽錯亂可服淡劑調以冰
水令頓服之則愈
注下 火氣太過宜涼劑又宜淡劑調冰水令頓服
之則愈此為暴下不止也
腫蠱 三焦閉澁水道不行水滿皮膚身體否腫宜

風乳痔相連

金櫃十全五泄法後論

天之氣一也一之用爲風火燥濕寒暑故濕之氣一之一也相兼而爲五變其化在天爲雨在地爲泥在人爲脾甚則爲泄故風而濕其泄也胃暑而濕其泄也脾燥而濕其泄也大腸熱而濕其泄也小腸寒而濕其泄也大瘕若胃不已變而爲飧泄飧泄不已變而爲洞泄洞泄不已變而爲脾泄寒中此風乘濕之變也若脾泄不已變而爲霍亂霍亂不已變而爲注下注下不已變而爲腫蠱此暑乘濕之變也若大腸

溼求疑當作乘溼

六字下疑當有脉字

泄不已變而為䐜脹䐜脹不已變而為腸鳴腸鳴不已變而為支滿鶩溏此燥溼求之變也若小腸泄不已變而為腸澼腸澼不已變而為臟毒臟毒不已變而為前後便血此熱乘溼之變也若大瘕泄不已變而為脫肛脫肛不已變而為廣腸痛廣腸痛不已變而為乳痔腸風此寒乘溼之變也凡此二十五變若無溼則終不成疾況脾胃二土共管中州脾好飲脾亦惡溼此泄之所由生也凡下痢之脉微且小者生浮大者死水腫之反是浮大者生沉細者死夫病在裏脉沉在表脉浮裏當下之表當汗之下痢而脉浮

滑水腫者脉沉細表裏俱受病故不治也凡下血便
血兩手脉俱弦者死絶俱滑大者生血温身熱者死
王太僕則曰若下血而身熱血温是血去而外逸也
血屬火故也七日而死者火之成數也夫飧泄得之
於風亦汗可愈或伏驚怖則膽木受邪暴下緑水蓋
謂戊己見伐於甲木也嬰兒泄緑水素問有嬰兒風
理亦如之洞泄者飧泄之甚但飧泄近於洞泄洞泄
久則寒中温之可也治法曰和之則可也汗之則不
可蓋在腑則易治入臟則難攻洞泄寒中自府而入
臟宜和解而勿爭水腫之作者未遽而然也由濕遍

於大腸小溲自濇水濕既潰腫滿日倍面黄腹大肢
體如泥濕氣周身難專一法越其高而奪其下發其
表而滲其中酸收而辛散淡滲而苦堅用攻劑以救
其甚緩劑以平其餘如是則孤精得氣獨魄反陽亦
可保形陳莝去而淨府潔矣彼豆蔻烏梅罌粟殼勿
驟用也設病形一變必致大悞或通而塞或塞而通
塞塞通通豈限一法世俗止知塞劑之能塞而不知
通劑之能塞者猶於方也凡治濕皆以利小溲為主
諸泄不已宜灸水分穴謂水穀之所別也臍之上一
寸半灸五七壯腹鳴如雷水道行之候也凡濕勿鍼

內經雖云繆刺其處莫若以張長沙治傷寒法治之
蓋泄者亦四時傷寒之一也仲景曰上涌而下泄表
汗而裏攻半在表半在裏則宜和解之表裏俱見之
證滲泄此雖以治傷寒其於治濕也同仍察脉以視
深淺問年壯以視虛實所投必如其意矣頃商水縣
白堤酒監單昭信病飧泄逾年不愈此邑劉繼先命
予藥之爲桂枝麻黃湯數兩一劑而愈因作五泄圖
撫難素本意書錄于上刊而行之誠有望于後之君
子戴人張子和述巳上之圖校改爲篇法

儒門事親卷之十

儒門事親卷之十一

戴人張子和著
新安吳勉學校

風論

論曰人之生也負陰而抱陽人居一氣道在其中矣外有八邪之相盪內有喜怒之交侵真氣內弱風邪襲之風之傷人或為寒熱或為疼痛或為偏枯或為拘攣其候不一風者善行而數變此乃風者百病之始萬病之長也蓋內不得通外不得泄此謂之病生於變亂也或失音而昏冒或口目而喎斜可用一二聖

散吐之或不知人事者或牙關緊急者粥不能下不
能嚥者煎三聖散鼻內灌之吐出涎沫口自開也次
服無憂散通解丸通聖涼膈人參半夏丸桂苓甘露
散消風散熱除濕潤燥養液之寒藥排而用之切忌雞
猪魚兎油膩酒醋蕎麵動風之物及引痰之食
大凡頭風眩運手足麻痺胃脘發痛心酸滿悶按之
有聲皆因風風寒濕三氣雜至合而爲痺也在上謂
之停飲可用獨聖散吐之吐訖後服清上辛涼之藥
通聖散加半夏之辛仲景云此痰結胸中而致也
大凡風癇病發項強直視不省人事此及肝經有熱

也或有咬牙者先用葶藶苦酒湯吐之吐後可服瀉青丸下之次服加減通聖散顯咬牙證用導赤散治之則愈如病發者可用輕粉白礬礞石代赭石發過米飲調之經云重劑以鎮之

大凡人病雷頭懶干俗呼之謬名也頭痛昏眩皆因浴髮而得之即為首風此因邪風在於胸中熱甚化而為痰風之所致也可以茶調散吐之吐訖次用藏用丸下之後可服烏荊丸若是雷頭者上部多有赤腫結核或面熱無汗經云火鬱發之開導之決之可用鈹鍼出血則愈雷頭經云奪血者無汗奪汗者無

血血并俱蕩豈不剋哉甚者老者可用凉膈解毒消風散熱爲治年壯者可以蕩滌積熱大黄牽牛氣血宣通便無壅滯而愈

凡人患目腫經年不瘥俗言頭風所注更加頭痛者豈非頭風者歟此乃足厥陰肝之經手少陰心之經兼五臟俱有大熱也可先用通解丸通利大小便大黄丸桃飲子治肝藏者羌活決明散服之大有神効驗矣

凡目有疾出俗言作冷淚者非也內經曰肝液不禁此大熱熏蒸於目也熱極生風風衝於外火發於內

風熱相搏此大淚出也內外皆治可以愈也治外以貝母一枚白膩者加胡椒七枚不犯銅鐵細研臨卧點之治內者去其風熱之劑可用當歸飲子服之陽熱極甚者目睛發痛不可忍者可用四物湯加漢防己草龍膽送下神芎丸五七十丸利三五行則愈

凡人病痰發者其證不一蓋有五焉一曰風痰二曰熱痰三曰濕痰四曰酒痰五曰沫痰諸痰在於膈上使頭目不能清利涕唾稠粘或欬唾喘滿或時發潮熱可用獨聖散吐之次服加減飲子或疏風丸間而服之內經曰所謂流濕潤燥之義也

凡人但冒風邪溫病前三日在表未入於裏其候頭項強痛身熱惡風寒有汗無汗腰痛不得俛仰可用益元散五錢通聖散五錢相合服之名曰雙解散用水一大椀生薑十餘片連鬚葱白五七莖豆豉一撮煎至三五沸去滓先服大半良久以釵子探咽喉中吐出痰涎不可嗽口次又服少半投之如未汗出更用葱醋酸辣湯再投之衣被蓋覆汗出則愈矣氣交變大論云歲火太過炎暑流行火氣太剩肺金受邪上應熒惑大而明現其病熱鬱可用辛涼之劑萬舉萬全夫擾攘之世藥宜辛涼以解火治世人民安樂

如用升麻加葛根湯敗毒散辛溫之劑亦無加害亦可加葱白鹽豉上湧之表而解之內經曰因其輕而揚之揚者發揚寒邪汗之後宜大將息旬日之後不可犯之犯之其病復作也

凡傷寒疫癘一法若無藥之處可用酸虀汁一大碗煎三五沸去菜葉飲訖候少時用釵子咽喉中探吐如此三次再煎葱醋湯投之衣被蓋覆汗出而差內經曰酸苦涌泄為陰傷寒三日頭痛身熱病在上宜涌之涌後以淡粥養之

又一法用鳳凰臺散搐於鼻內連嚏二三十次搐藥

已丸丹砂選而用之若依法服之決有神効

論火熱二門

凡傷寒中風温疫時氣冒暑感四時不正之氣若邪毒之氣人感之始于巨陽受之二日陽明受之三日少陽受之前三日在于表陽也後三日在于裏陰也内經熱論通謂之傷寒熱病者言一身之熱氣也傷寒者外感于寒邪也夫傷寒之寒熱者惡寒爲表熱裏和故惡寒脉洪大也發熱爲裏熱表和故發熱脉滑實也可以吐法而解之用撥雪湯主之生薑葱白豆豉同煎嘗壓苦酒湯上而越之若病人脉沉實

者或發狂奔走譫語不必拘日數急攻于裏可用
通解丸胃中渴燥者大承氣湯下之慎不可用銀粉
巴豆粉霜杏仁芫花熱性之藥用之必致危殆仲景
云調理傷寒者皆在汗下之理當明表裏無不愈矣
差之毫氂失之千里深可慎之汗下之後切宜慎口
可服淡粥而養之不然其病復作
又論傷寒七八日潮熱腹滿發黃有斑者何臟使然
內經云手太陰肺經足太陰脾經足陽明胃經手少
陰心經此四經受病也仲景云兩寸口脉俱浮滑胸
中有痰攻上者可用瓜蒂散吐之吐後隨證調治處

汗内經云病名傷寒夾勞之證也治之奈何病在上
者其高者因而越之可用防已散吐之吐後切用通
解丸一服次服人參黄耆散當歸飲子加减小柴胡
湯擇而用之内經謂男女之證皆同類用其治法也
依此調治無不取效矣
凡人病心胸痞悶不欲飲食身體壯熱口燥舌乾大
小便不利有一工治之説下之元虚冷便投煖藥十數
服其病不愈又一醫所論與前亦同又投煖藥五七
日其證轉劇乃請余治之診脉而説曰審問日數
飲食減小頓何似小便赤色大便黑色便言傷寒瘀

血之證切用大黄芍藥湯二三劑次服犀角地黄湯二十服後用通經丸十服損過大便黄色以爲效驗此藥服十餘服方可病瘥矣

凡男子婦人所患證候皮膚發熱肌肉消瘦四肢倦怠兼有頭痛頰赤心忪脣乾舌燥日晡潮熱夜有盜汗涕唾稠粘胸膈不利或時喘嗽五心煩熱睡卧不安飲食減少多思水漿經脉不通病名曰何病奇病論曰女子不月血滞之病也男子腎虚精不足也凡治此證降心火益腎水此之謂也可先用通解丸瀉三二行次服當歸飲子又用加減五苓散木香三稜

凡人參黄芪散犀角散之類詳其虛實選而用之若咯膿咯血大小便血但亡血者不可宜吐勿服酸辛熱物薑附之類藥不可不戒慎也若犯諸亡血之證者不可發汗不可溫補脾胃之藥若服之雖進飲食不生肌肉此病轉加危篤乃成虛勞之病也

凡醫人不明發表攻裏亂投湯劑有悮性命更大忌夏月燔灸中脘臍下關元氣海背俞三里等燔灸千百壯者全無一効使病者反受其殃豈不痛哉虛勞之疾私嗜[illegible]及酒辛酸之物不可食之但可食者謹按神農食療而與之菠稜葵菜冰水清凉之物不可

禁也且圊溷滑利腸胃使氣血並無壅礙燥澀經
曰穀入於胃脈道乃行水入於經其血乃成若不忌
慎致令病人胃口閉澀則形體漸瘦此乃死之由也
諸勞皆倣此但諸人咯膿血衄血大小便血者可服
三黃丸黃連解毒丸涼膈散加桔梗當歸大黃芍藥
犀角地黃湯大作劑料時時呷之內經曰所謂邪熱
傷於肝心之病依此調治萬舉萬全矣
凡人年四十以上日久多言以致虛損面色黧黑飲
食無味心胸痞悶四肢倦怠肌體餘熱大小便不利
治之奈何內經曰不可熱補之夫男子腎虛水不足

也凡補虛之劑多用烏附天雄之類豈知腎惡燥也女子陰虛血不足也凡補虛多以陽劑是以知陽勝而陰虧也不可用性熱之藥補之空心可服加減八物丸當歸飲子減桂五苓散煩渴加益元名曰淡滲散更服通解丸頭疼丸亦可服之大有神效

凡人有臟毒下血何謂也生氣通天論曰邪熱傷肝因而大飽筋脉橫解腸澼爲痔故臟血者血隨熱行參差入于腸胃之隙乃成瀉血也若身體壯熱則爲難治身涼者易治也可先調中消血蕩除積血瀉之三二行瀉後服芍藥蘗皮丸黃連解毒湯五苓散益

元散各停新汲水調下五七錢甚者取地黃汁半盞
服之則愈矣
凡下利膿血腹痛而澀者何也諸痛痒皆屬於心火
也可用通解丸加減瀉之量其虛實用之次用消湿
散加生薑大棗芍藥服之瀉訖又用新水調五苓散
服之
又一法煎燈心湯調下益元散五七錢此病大忌油
膩腥葷熱物

湿熱門

凡吐嘔而瀉病名曰何也內經熱論云此乃轉筋霍

亂之證也何氣使然此乃邪氣在于中焦使陰陽二氣不能升降其證心痛而吐吐則先腹痛而瀉心腹俱痛則吐瀉並作使致揮霍之間自然撩亂此證喜寒凉之物可用氷水調五苓益元則愈矣大忌熱物轉筋之病論之奈何經曰勞者溫之溫者溫存之意也

又一法生薑湯益元散白朮散禹攻散加氷沉冷細細呷之渴未止者頻頻飲之如無氷新汲水亦得用之大忌者[illegible]湯桂附種種之燥藥不可服之服之必死如無藥處可服地漿地漿者掘地作坑注新水

于其中攪運旋旋取澄清者飲三五盞立愈

凡大人嬰兒暴注水瀉不止內經曰此名暴速注瀉久而不愈者爲涌泄注下此乃火運太過之病也火注暴速故也急宜用新汲水調下甘露飲子五苓散天水散或用井花水煎此藥放冷服之病即瘥矣不可用御米殼乾薑豆蔻聖散子之類縱然瀉止腸胃氣滯不通變爲腹脹此法宜分陰陽利水道乃爲治法之妙也

上古天真論云一陰一陽之謂道故男女有陰陽之質不同則天癸精血之形亦異陰靜而海滿血溢陽

動而應合精泄二五者通和故能有子易繫辭曰男女搆精萬物化生人稟天地而成形也

風門

凡風中失音悶亂口眼喎斜內經曰風之爲病善行而數變感則害人有倉卒之變故百病皆生於風也可用三聖散鼻內灌之吐出涎口自開也如不省人事牙關緊閉粥藥不能下者用此藥如無此證可一二聖散吐之次服通聖涼膈人參半夏丸桂苓甘露散等切忌雞豬魚兔酒醋蕎麵動風之物引痰之食吐痰之法在方論中

凡頭風眩運手足麻痺胃脘發痛心腹滿悶按之如水聲可用獨聖散吐之吐訖可用清上辛涼之藥仲景曰此寒痰結在胸中而致然也

凡癎病至于呆證者用三聖散吐之於煖室中勿令透風可以汗下吐三法俱行次服通聖散百餘日則愈矣

凡雷頭懶于俗呼之謬名也此疾胸中有寒痰由多沐之所致也可以茶調散吐訖三二升次用神芎丸下訖三五行然後服愈風餅子則愈矣此雷頭者是頭上有赤腫結核或如酸棗狀可用鈹鍼出血則愈

凡赤目經年不愈是謂頭風所注更加頭痛可用獨聖散吐之次服洗心散八正散之類赤目腫作是足厥陰肝經有熱用利小便瀉肝經除風熱之寒藥則愈矣

凡風衝泣下俗呼爲冷淚者謬也内經曰太陽不能禁固因風衝于外火焚于内風熱相搏由此泣下内經曰熱則五液皆出熱甚則淚出治之以貝母一枚白膩者佳胡椒七枚不犯銅鐵研細點之臨卧治法目風宜寒散寒宜甘發氣遇寒則凝血得熱則散

凡諸痰在於膈上使頭目不能清利涕唾稠粘或欬

嗽喘痛時發潮熱可用獨聖散吐之次服搜風丸之類內經曰所謂流濕潤燥之義也

凡冒風時氣濕病傷寒三日已裏頭痛身熱惡寒可用通聖散益元散各五七錢水一大椀入生薑十餘片連鬚葱白寸餘荳豉一撮同煎三五沸去滓先服多半良久以釵子探於咽中吐了不得嗽口次用少半投之更用酸辛葱醋湯投之衣被蓋覆汗出則解夫擾攘之世常與內經歲火太過同法歲火太過炎暑流行火氣大剩金肺受邪上應熒惑大而明顯若用辛涼之劑解之萬舉萬全人民安靜則便同水

化可以升麻湯葛根湯敗毒散辛温之劑解之雖有潮熱亦無加害亦可加豆豉葱白上涌而表汗自出内經曰因其輕而揚之揚者發揚也吐汗所以發寒熱之邪也吐汗之後必大將息旬日之後其邪不復作也

凡大人小兒風濕寒三氣合而爲痺及手足麻痺不仁内經曰榮虚衛實皮膚不仁痺而不知痒痛可用蔚金散吐之次服導水丸輕寒之藥泄之泄訖次以辛温之劑發散汗出後常服當歸芍藥烏附行經和血之藥則愈矣

凡風蛀牙疼久不愈者用鍼籤巴豆一枚以燈燎之
煙盡存性於牙根盤上熏之則愈
凡泄瀉米穀不化日夜無度腹中雷鳴下利完穀可
用導水丸禹攻散泄之或病人老弱氣虛可用無憂
散泄之再觀病勢强弱候一二日可服胃風湯以治其
風如不愈者更服桂枝麻黃湯汗之則愈內經曰夫
風之中爲腸風飱泄啓玄子云風入胃中上熏於胃
故食不化而下泄又云暮食不化爲飱泄又經云春
傷於風夏爲飱泄故風宜出汗腸中鳴者風以動之
動而有聲慎不可用罌粟豆蔻乾薑太燥之藥病漸

者燥之去其濕則愈病甚者攻之不動反能爲害經曰其減則漸其加則甚可用五苓散去豬苓加人參散服之

凡富貴膏粱之家病瘧或間日或頻日發或熱多寒少或寒多熱少宜大柴胡湯下過三五行次服白虎湯或玉露散桂苓甘露散之類如不愈者是積熱太甚以神芎三花神祐丸調胃承氣湯等大作劑料下之下後以長流水煎五苓散服之或服小柴胡亦可或先以常山散吐之後服涼膈白虎之類必愈矣大忌發熱之物豬雞魚兎五辛之物犯之則再發也

凡田野貧寒之家病瘧爲飲食麤糲衣服寒薄勞力動作不與膏粱同法臨發日可用野夫多効方中溫脾散治之如不愈服辰砂丹治之必愈矣如與龐北樂以長流水煎白虎湯服之不服食熱物爲瘧疾是傷暑伏熱故也内經曰夏傷於暑秋必病瘧

凡男子婦人骨蒸熱發皮膚枯乾痰唾稠粘四肢疼痛面赤脣焦盜汗煩燥睡卧不安或時喘嗽飲食無味困弱無力虛汗黃瘦等證内經曰男子因精不足女子因血不流而得此證可以茶調散輕涌訖次以導水禹功散輕瀉三五行後服柴胡飲子桂苓甘

露散犀角散之類大捜風丸白朮丸調中湯木香檳榔丸人參散量虛實選而用之或咯血便血諸亡血者並不宜吐不可不知慎勿服峻熱薑附之藥若服之飲食難進肌肉消減轉加危篤五勞之病令人不明發表攻裏遂悞至此大忌暑月於手腕足踝上著灸以其手足者諸陽之表起于五指之外内經曰諸陽發四肢此穴皆是淺薄之處灸瘡最難痊也及胸穴中脘臍下背俞三里等穴或有灸數百壯者加以燔鍼略無寸效病人反受苦楚可不思之勞疾多饞所思之物但可食者宜照食療本草而與菠菜葵羹

冰水涼物慎不可禁且因水穀入胃脉道乃行也若遇禁則腸胃渴消形體漸瘦而脉大乃死之候也諸勞皆倣此

凡病人虛勞多日無力別無熱證者宜補之可用無比山藥丸則愈矣

凡痔漏腫痛內經曰因而大飽筋脉橫解腸澼爲痔而不愈變爲漏痔與漏其治同法至真要大論云太陽之勝凝凓且至非時水冰痔瘧取法注云水氣太勝陽火不行此言陽火畏水鬱而爲痔又少陰之復痱疹瘡瘍癰疽痤痔注云火氣內蒸金氣外拒陽熱

內鬱故爲癰疹瘡瘍疹甚亦爲瘡也熱少則外生癰疹熱多則內結癰痤小腸有熱則中外爲痔其熱復之變皆病於身後及外側也又靈樞云太陽經虛則爲痔瘧癲疾蓋水虛則火所乘故也可先用導水丸禹功散瀉訖次服枳殼丸木香檳榔丸更以葵菜菠菜通利腸胃大忌房室雞魚酒醋辛熱之物

凡富貴之人痰嗽多是厚味所致內經云所謂味厚則發熱可服[illegible]散加半夏以止嗽更服人參半夏丸以化痰涎止嗽定喘貧之之人多感風冷寒濕內經曰秋傷於濕冬生欬嗽可服寧神散寧肺散加

白术之類若欬極而心煩冤半晌者此火化乘肺也
宜詳辨之
凡大人小兒病砂石淋及五種淋澀癃閉并臍腹痛
益元散主之以長流水調下蓋因熱在膀胱燥其津
液故俗謂冷淋者天下之通弊也五苓散減桂加益
元散名曰淡滲散凡兩目暴赤痛者腫不止睛脹努
肉結成翳膜速宜用稗草左右鼻竅內彈之出血立
愈病甚人顖上百會穴攢竹眉間皆可出血則愈矣
口噙水緊扣衣領不可便噴水候血盡便吐了水蓋
暴赤腫痛腫乃龍火之疾養成之熱也難經曰目得

血而能視不得已而用之血化淚痛而所出經日本病相傳先以治其氣急則治其標緩則治其本

又一法兩目赤腫發痛不止用長流水煎鹽湯吐之次服神芎丸四物湯之類經日暴病暴死皆屬於火也又日治病有緩急急則治其標緩則治其本標者赤腫也本者火熱也鹽湯鹹寒所以制火兩目赤腫痛不能開者以青金散鼻內嗃之噴之真氣上涌邪氣自出矣

凡大人瘡目淚澀昏暗用酸漿水洗去白痂臨卧貼赴筵散如不愈貼鉛白霜散必愈矣

凡婦人男子喉閉腫痛不能言者刺兩手大拇指爪甲如韭葉是少商穴也以鈹鍼淺刺去血立愈如不愈以溫血滾[illegible][illegible]含漱是以熱導熱之法也

凡頭腫痛瘰癧及胸臆胠脇之間或有瘡癤腫核不消及膿水不止可用滄鹽一二兩炒過以長流水一大碗煎之放溫作三五次頓服訖良久於咽喉中以釵股探引吐之去冷痰三二升次服和血通經之藥內經曰鹹味涌泄為陰銅人記少陽起於目銳眥行耳後下脇肋過期門瘰癧結核馬刀挾癭足少陽膽經多氣少血之病也

凡癭袋脹悶養生論云兩山挾水其人多癭疾土厚水深其人多癭地勢使然也此可服人參化癭丹自消癭藥多用海藻海帶味屬鹹寒

凡背瘡初發便可用藏用丸玉燭散大作劑料下臟腑一二十行次用鈹針於腫焮處循紅暈周匝內密刺三層出紫黑血以溫軟帛拭去血甚者百會委中皆出後用通不行以導之不可便服十味內托散其中犯官桂豈不發熱乎以背爲陽更以熱投熱無乃太熱乎

凡便癰者謾名也乃男子血疝也難素所不載然而

是厥陰肝之經絡是血流行之道路也衝脉任脉督
脉亦屬肝經絡也難經曰男子七疝血疝者乃
七疝之[illegible]或[illegible]水丸桃仁承氣湯或抵當湯投
之同瘀禹功散[illegible]散可以大作劑料大瀉一二十
行次以玉燭[illegible][illegible]血通經之類是也世人多用大黃
牡礪間有不愈者是不知和血通經之道也
凡下疳久不愈者俗呼曰臊疳可以導水丸禹功散
先瀉肝經訖以木香散傅之日上三兩度後服淡粥
一二日止
凡一切惡瘡久不愈者以木香檳榔散貼之則愈矣

凡男子婦人欬逆俗呼曰吃忒乃陰陽不和之故火欲上行爲寒所抑寒不勝火故作凝滯之聲傷寒亦有此證並宜既濟散治之

濕門

凡男子婦人病水濕瀉注不止因服豆蔻烏梅薑附酸熱之劑經曰陽氣耗減於内陰精損削於外三焦閉溢水道不行水滿皮膚身體痞腫面黄腹大小便赤色兩足微腫骨節沉不起内經曰諸濕腫滿皆屬脾土可用獨聖散吐之如時月涼寒宜於燠室不透風處用火一盆藉火力出汗次以導水禹功量病人虛

宵宗小餅，行濕去腫減，則愈矣。是汗下吐三法俱行。三法行畢，臟腑空虛，先宜以淡漿粥養腸胃三兩日，次服五苓、益元同煎，或燈心湯調下亦可。如大勢未盡，更服神功散，加以流濕潤燥，分陰陽，利水道。既平之後，宜大將息，慎忌油鹽酒果房室等事三年，則不復作矣。

凢上喘中滿，酸心腹脹，時時作聲，痞氣上下不能宣暢。叔和云：氣壅三焦，不得昌是也。可用獨聖散吐之，次用導水禹功散，輕瀉三四行，使上下無礙，氣血宣通，並無壅滯，後服平胃散、五苓散、益元、甘露散，分陰

陽利水道之藥則愈矣

凡老人久病大便澁滯不通者可服神功丸麻仁丸時時服葵羹菠菜自然通利也

凡三焦者内經所謂肺消渴等可取生藕汁服則愈

寒門

經曰裂瘍流水俗呼為凍瘡因冬月行于氷雪中而得此證或經年不愈者用坡野中淨土曬乾以大蒜研如泥出捏作餅子如大觀錢厚薄量瘡口大小貼之以火艾加于餅上炙之不計壯數以泥乾為度去乾餅子再換濕餅炙不問多少直至瘡痂覺痛癢是

瘡活也然後口含漿水洗淨用雞翎一二十莖縛作刷子於瘡上洗刷淨以此洗刷不致肌肉損傷也以軟帛拭乾以龍木香檳榔散傅之如夏月醫之更妙

內傷

凡一切冷食不消宿食不散亦類傷寒身熱惡寒戰慄頭痛腰脊強不可用雙解散止可導飲丸木香檳榔丸五六十丸量虛實加減利五七行所傷冷物宿酒推盡頭痛病自愈矣次以五苓散生薑棗煎用長流水煎取五六錢不可服酒癥丸進食丸此藥皆犯巴豆有大毒故也

凡膏粱之人起居閑逸奉養過度酒食所傷以致中脘留飲惡悶痞膈醋心可服木香導飲丸治之若田野芻蕘之人食疏衣薄動作勞役若酒食所傷心腹滿悶醋心時時吐酸水可用進食丸以其勝毒也病甚者每月瀉三五次

凡一切沉積或有水不能食使頭目昏眩不能清利可茶調散吐之次服七宣丸木香檳榔丸

凡人咳嗽一聲或作悲笑啼泣擡舁重物忽然腰痛氣刺不能轉側或不能出氣者可用不卧散嚏之汗出痛止

外傷治法

凡一切刀器所傷用風化石灰一斤龍骨四兩二味爲細末先於端四日採下刺薊菜於端午日五更合搗和成團子中間穿眼懸於背陰處陰乾搗羅爲末於瘡上摻貼亦治裏外臁瘡并諸雜瘡皆効

凡犬咬蛇傷不可便貼膏藥及生肌散之類內經云先治內而後治外可也先當用導水丸禹攻散之類可瀉驚恐不散毒氣或瀉十餘行即時痛減腫消然後可用膏藥生肌散之類傅之則愈矣

凡一切蟲獸所傷及背瘡腫毒杖瘡焮發或透入裏

若可服木香檳榔丸七八十丸或至百餘丸生薑湯下五七行量虛實加減用之内經曰先治内而後治外是也

凡落馬墜車因而打撲便生心恙是痰涎散於上也内經曰所謂因氣動而病生於外宜三聖散空心吐之如本人虛弱瘦瘁可用獨聖散吐之後服安魂之藥如定志丸之類牛黄人參朱砂之屬

婦人風門

凡婦人頭風眩運登車乘船眩運眼濇手麻髮脫健忘喜怒皆胸中宿痰所致可用瓜蔕散吐之次以長

流水煎五苓散大人參半夏丸
凡婦人腰膀痛兩脚麻木惡寒喜暖內經曰風寒濕合而爲痺先用服除濕丹七八十丸量虛實以意加減次以禹功散投之瀉十餘行清冷積水青黃涎沫爲驗後用長流水煎生薑棗同五苓散服之風濕散而氣血自和也
凡婦人乳癰發痛者亦生于心也俗呼吹妳是也吹者風也風熱結于乳房之間血脉凝注久而不散潰腐爲膿宜用益元散生薑湯調下冷服或新汲水時時呷之勿輟晝夜可三二五十次自解矣或煎解毒湯

頓服之

火類門

凡婦人月事沉滯數月不行肌肉漸減内經曰小腸熱已滿移熱於大腸則伏瘕爲沉沉者月事沉滯不行故云伏瘕急宜桃仁承氣湯加當歸大作劑料煎服不過三服立愈後用四物湯補之更宜服宣明中檳榔丸

凡婦人血崩或年及四十已上或悲哀太甚故然内經曰悲哀太甚則心系急心系急則肺舉而上焦不通熱氣在中故經云血崩下心系者血山也如久不

愈則面黄肌熱瘦弱慎不可以熱治之盖血得熱而散故禁之宜以當歸散等藥治之

凡婦人年五十以上經脉暴下婦人經血終于七七之數數外暴下者此乃内經所謂火主暴速亦因暴喜暴怒憂愁驚恐致然慎勿作冷病治之如下峻熱藥治之必死止宜黄連解毒湯以清上更用蓮殼棕毛灰以滲其下然後用四物湯玄胡索散凉血和經之藥也

凡婦人月事不來室女亦同内經曰謂月事不來皆是胞脉閉也胞脉者属心而絡于胞中今氣上迫於

脉沉下不通故月事不來也可用茶調散吐之次用
玉燭散芎藭湯三和湯桂苓白术散之類降心火益
腎水開胃進食分陰陽利水道之藥皆是也慎勿服
峻熱有毒之藥若服之變成肺痿骨蒸潮熱欬嗽咯
膿嘔血喘滿小大不便寢汗不止漸至形瘦脉大鍼
遇良醫亦成不救嗚呼人之死者豈命使之然也
凡懷孕婦人病瘧可煎白虎湯小柴胡柴胡飲子等
藥如大便結熱者用大柴胡湯下微利過不可大吐
瀉恐傷其孕也經曰夏傷於暑秋必痎瘧
凡雙身婦人傷寒時氣温疫頭痛身熱可用升麻散

一兩水半椀大作劑料去滓分作二服先一服吐了後服勿吐飲以長流水加生薑棗煎五苓散熱以之汗盡其瘧三五

凡婦人雙身大小便不利可用八正散大作劑料去滑石加葵菜子煎服經曰膀胱不利為癃癃者小便閉而不通也如八正散加木香取効更捷經曰膀胱氣化則能出焉然後服五苓散三五服則愈矣

凡婦人身重九月而瘖瘂不言者是胞之絡脉不相續也故不能言經曰無治也然有是言不若煎玉燭散三兩水半椀同煎至七分去滓入蜜放温時時呷

之令大下降肺金自清故聲復出也肺主聲音也

凡婦人難產者皆因燥澁緊斂故產户不得開通宜先於降誕之月自月之日用長流水調益元散日三服產必易產後亦無一切虚熱氣血不和之疾如未入月則不宜服之以滑石滑胎故也

凡婦人大產後或臍腹腰痛乃敗血惡物之致然也醫者便作虚冷以燥熱藥治之誤已久矣難經曰諸痛爲實實者熱也可用導水丸禹功散瀉三五行然後以玉燭散和血通經降火益水之藥治之獨不可便服黑神散燥熱之藥當同半產治之

凡婦人産後心風者不可便作風治之宜調胃承氣湯二兩加當歸半兩細剉用水三四盞同煎去滓分作二服大下三五行則愈矣如未愈以三聖散吐之蓋風狂便屬陽

凡婦人産後一二日潮熱口乾可用新汲水調玉燭散或水調甘露散亦妙勿作虚寒治之

湿門

凡婦人赤白帯下或出白物如脂可服導水丸禹功散或単用無憂散量虚實加減泄訖服桂苓散五苓散葶藶木香散同治湿法或用獨聖散上涌亦是室

女白帶下可用茶調散吐之吐訖可服導水丸禹功散瀉之次服葶藶木香散四物湯白朮散之類則愈矣治白帶者同瀉濕法則是也婦人有濁污水不止亦同此法也

寒閉

凡婦人年二三十無病而無子經血如常或經血不調者乃陰不升而陽不降此上下不得交通有所滞礙不能爲用故也可用獨聖散通訖寒痰二三升後用導水丸禹功散泄三五行或十餘行单用無憂散泄十餘行見虛寒熱虛實用之次服葱白粥三五日

胃氣宣通腸中得實可服玉燭散更助白朮散茯苓之類降火益水既濟之道當不數月而有孕内經曰婦人有癃痔遺溺嗌乾諸證雖服妙藥針灸亦不能孕蓋衝脉督脉任脉有此病不能孕故也

半產

凡婦人半產俗呼曰小產或三四月或五六箇月皆爲半產以男女成形故也或因憂恐暴怒悲哀太甚或因勞力撲打損傷及觸冒暑熱慎勿用黒神散以其犯熱藥恐轉生他疾止宜用玉燭散和經湯之類

凡婦人天生無乳者不治或因啼泣暴怒鬱結氣血

閉塞以致乳脉不通用精猪肉清湯調和美味於食後調益元散五七錢連服三五服更用木梳梳乳房週迴則乳汁自下也

又一法猪蹄調下益元散連服之

又一法針肩井二穴長驗

小兒風門

凡小兒三五歲或七八歲至十餘歲發驚涎潮搐搦如拽鋸不省人事目瞪喘急將欲死者内經曰此者得之在母胎胞之所受悸惕驚駭恐懼之氣故令小兒輕者爲驚風天吊重者爲癇病風搐胎中積熱者

爲臍風已上諸風證可用吐涎散吐之吐訖宜珠犀龍麝清涼墜痰之藥其食乳子母皆宜服之安魂定魄之藥定志之類是也故婦人懷孕之月大忌悲憂驚怖縱得子必有前疾小兒風熱涎嗽者可以通聖加半夏同煎温服

凡小兒疳澁眼數日不開皆風熱所致可服涼膈散瀉肝經風熱鬱甚鬱結散而自開也

凡小兒通身浮腫是風水腫也小便不通者宜利小便則愈内經曰三焦閉塞水道不利水滿皮膚身體痞腫是乘之故可用長流水加燈心煎五苓散時時

呷之更於不透風處浴之汗出則腫消一汗減半再汗減七八分三汗消盡内外俱行也

二火類

凡小兒瘡疱癮疹麸瘡丹熛等疾如遇火運勝時發惑亂行之者不可便用升麻散解之升麻湯味辛性温内經曰積温而成熱是謂重火止可以辛涼之劑解之如遇平時可以辛温蓋平時無事便同水化然而更宜審

便以

者解

可下皆誤矣豈不聞揚湯止沸不如抽薪內經曰五寅五申之歲多發此病者蓋明相火之所爲也又曰少陽[illegible]瘡疹外發又曰諸痛痒瘡瘍皆屬心火王太僕　端之起皆自心生豈可便用辛溫發散乎發熱變增劇漸成臟毒下血咬牙發搐大熱明矣如白虎加人參涼膈散加當歸桔梗勿問秋冬但見瘡疹用之神良

凡小兒瘡疱癮疹麩瘡丹熛斑毒之後臟毒下血內經曰少陽客氣勝則丹熛瘡疹于外也蓋餘熱不解故臟毒下血治以黃連解毒湯白虎湯涼膈散臨證

選而用之所謂白虎舊説秋冬勿用皆悞也但有此證便用之蓋其證屬相火故也大人亦同

凡小兒丹瘤浮腫毒赤走引遍身者乃邪熱之毒者可用磁片撇出紫血其病立愈如不愈者後用凉膈散加大黄芒硝利三五行爲效次用拔毒散掃三五度必愈矣經曰丹熛赤瘤火之色也相火主之

凡小兒有赤瘤暴腫可先用牛黄通膈丸瀉之後用陽起石散塗之則腫毒自消如不消可用鈹針砭刺血出而愈矣

凡小兒甜瘡久不愈者俗呼爲香瘡是也多在面部

兩耳前一寸法令母口中嚼白米成膏子此塗之不過三上則愈矣小兒并母皆忌雞猪魚兎酒醋動風發熱之物如冷君指亦同此法

凡小兒面上瘡謂眉煉瘡耳上謂之輙耳足上瘡謂靴癬此三者一究其本皆謬名也經曰諸痛癢瘡皆屬心火乃血熱劇而致然也或謂內經曰大繫不可使熱以為皆然此不明造化之道也慎勿妄信可用鈹鍼刺之出血一刺不愈當復刺之再刺不愈則三刺必愈矣內經曰血實者決之眉煉不可用藥傅之以其瘡多痒痒則爬矣藥入眼則目必損矣

凡小兒牙痛齒齲者是斷腐爛也下牙屬手陽明大
腸之經燥金為主上牙屬足陽明胃經濕土上下是
腸胃二經也或積熱於內或因服銀粉巴豆大毒之
藥入于腸胃乳食不能勝其毒氣循經而至于齒
斷牙縫嫩薄之分反內害也可以射香玉綠子治之
乳母臨卧常服黃連解毒湯一服牙痛病則愈矣
凡小兒身熱吐瀉腹滿不進飲食可急與牛黃通膈
丸下過四五行則自愈矣盖乳食便屬水甚則成濕
以治濕法治之用燥熱之藥非也
凡小兒水泄不止可用五苓散與益元散各停用新

水調下三二一錢頻服不拘時候若暴速注下甚者屬火涼膈通聖等散治之用者勿輕非深於造化者未易此語

凡小兒大人小便不通內經謂三焦約約者不行也可用長流水煎八正散時時嚾之大小便利則止若不因熱藥所攻而致此者易治或因多服熱藥而燥劇至此者非惟難治不幸夭耳亦可用蜜水調益元散送通膈丸

凡小兒久瀉不止至八九月間變爲秋深冷痢泄瀉者清白時時撮痛乳癖不化可用養脾丸如黍米大

每服二三十九米飲送下日進三服則愈益黃散亦可用之

凡治小兒之法不可用極寒極熱之藥及峻補峻瀉之劑或悞用巴豆杏仁硫黃膩粉之藥若用此藥反生他病小兒易虚易實腸胃嫩弱不勝其毒若治之用此陰陽利水道最為急用桂苓甘露散之類

儒門事親卷之十二

戴人張子和著
新安吳勉學校

吐劑

三聖散

防風三兩去蘆另放末將滓炒微黃次入末一處同炒黃用 瓜蒂三兩揀淨碾破以紙卷定連紙剉細去紙用粗羅子羅過 藜蘆去苗及心加減用之或一兩或半兩或一分

右各為粗末每服約半兩以齏汁三茶盞先用二盞煎三五沸去齏汁次入一盞煎至三沸卻將原

二盞同一處熬二沸去滓澄清放溫徐徐服之不必盡劑以吐為度

苽蔕散

苽蔕七十五箇　赤小豆七十五箇　人參半兩去蘆　甘草半兩或二錢五分

右為細末每服一錢或半錢或二錢量虛實加減用之空心虀汁調下服之

稀涎散

豬牙皂角不蛀者去皮弦稱一兩炙用之　綠礬　藜蘆半兩

右為細末每服半錢或一二錢斡開牙關漿水調

下灌之

蔚金散

蔚金　滑石　川芎各半兩

右爲細末，每服一二錢，量虚實加減，以虀汁調下，空心服之。

茶調散一名二仙散

瓜蒂不以多少，好茶中停。

右爲細末，每服二錢，虀汁調下，空心用之。

獨聖散

瓜蒂不以多少

右爲細末每服一錢或二錢薤汁調下服之吐涎
加全蝎頭痛加蔚金

碧雲散　治小兒驚風有涎

膽礬半兩　銅青一分　粉霜一錢　輕粉一分

右研爲細末每服一字薄荷湯調下用之如中風
用漿水調服

常山散

常山二兩　甘草二兩半

右爲細末水煎空心服之

青黛散

豬牙皂角二箇　玄胡索一箇　青黛少許

右爲細[illegible]管內灌之，其涎自出。

汗劑

防風通聖散

防風　川芎　當歸　芍藥　大黄　薄荷

麻黄去根不去節　連翹　芒硝已上各半兩　石膏

黄芩　桔梗已上各二兩　滑石三錢　甘草二兩

荊芥　白术　山梔子已上各一兩

右爲粗末，每服五七錢，水一大盞，生薑三片，煎至七分，去滓熱服。如涎嗽，加半夏五錢，生薑製。

雙解散

通聖散與益元散相合中停水一鍾生薑三片或

葱白同煎

浮萍散　治癩風

浮萍一兩　荊芥　川芎　甘草　麻黄去根

已上各一兩或加當歸芍藥

右爲麄末每服一兩水二盞煎至七分去滓温服

汗出則愈

升麻湯

升麻去　葛根　芍藥　甘草炙已上各一兩

右爲麄末每服三錢水一盞半煎至七分去滓溫服不拘[illegible]

麻黄湯

麻黄一兩去根節　官桂七錢　甘草三錢炙

杏仁二十二箇去皮尖麩炒黄色用

右爲麄末每服三錢水一鍾煎至七分去滓溫服汗出自解

桂枝湯

桂枝一兩　茯苓半兩　芍藥一兩　甘草七錢

右爲麄末每服三錢水一盞生薑棗一同煎溫服

下劑

導水丸

大黃二兩　黃芩二兩　滑石四兩　黑牽牛四兩另取頭末

加

甘遂一兩去濕熱腰痛泄水濕腫滿久病
則加

白芥子一兩去遍身走注疼痛

朴硝一兩退熱散腫毒止痛久毒宜加

郁李仁一兩散結滯通關節潤腸胃行滯
氣通血脉

樟柳根一兩去腰腿沉重

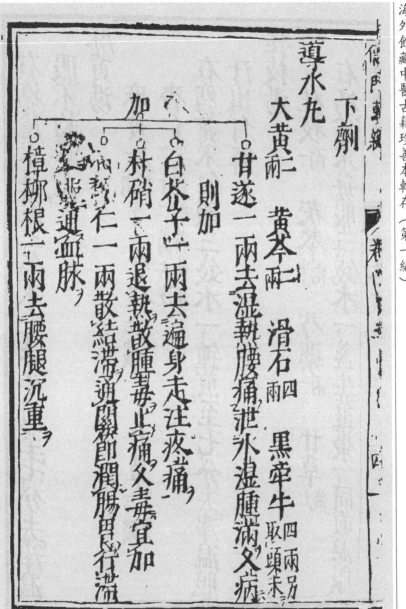

右爲細末滴水丸梧桐子大每服五十丸或加至百丸臨卧水下

禹攻散

黑牽牛頭末四兩　茴香炒一兩　或加木香一兩

右爲細末以生薑自然汁調一二錢臨卧服

通經散

陳皮去白　當歸各一兩

甘遂以麵包不令透水煮百餘沸取出用冷水浸過去麵焙乾

右爲細末每服三錢溫湯調下臨卧服

神祐丸

甘遂依前製用　大戟焙浸煮醋乾用　芫花醋浸煮各半兩

黑牽牛一兩　大黃一兩

右爲細末滴水丸小豆大每服五七十丸臨卧溫水下

琥珀丸

右爲前神祐丸加琥珀一兩是也

益胃散

甘遂依前製過用

右爲細末每服三錢以猪腰子細批破以鹽椒等物淹透爛切摻藥在內以荷葉裹燒熟溫淡酒

調服

大承氣湯[illegible]

大黃[illegible] 厚朴乙兩 枳實乙枚麸炒 芒硝半兩

右爲麤末每服三五錢水一盞煎至七分去滓服

以意加減

小承氣湯

大黃 厚朴已上各乙兩 枳實乙枚

右爲麤末同前煎服

調胃承氣湯

大黃 甘草炙 朴硝已上各半兩

右爲粗末每服五七錢水一盞煎三五沸去滓溫
服食後

桃仁承氣湯

桃仁乙十二箇去皮尖　官桂　甘草　芒硝
巳上各半兩
右剉如麻豆大每服三五錢水一大盞煎至七分
去滓溫服

玉井散

芫[illegible][illegible]兩　甘遂乙兩製用
右爲細末以射香湯調下三錢臨卧服

水煮桃紅丸

黑牽牛頭末半兩　苽蒂末二錢　雄黃乙錢水飛過用之

乾胭脂少許

右以黃水調麵為丸以水煮令浮熟取出冷水拔過射香湯水下

無憂散

黃耆　木通　桑白皮　陳皮已上各乙兩

胡椒　白朮　木香各半兩　牽牛頭末四兩

右為細末每服三五錢以生薑自然汁調下食後

泄水丸又方藏用丸一料加芒硝半兩商陸半兩為末水丸依前服之

大戟　芫花　甘遂　海帶　海藻　郁李仁

續隨子已上各半兩　檳榔根乙兩

右爲細末水煮棗肉爲丸如小豆大每服五七十丸水下

牛黄通膈丸

黑牽牛　大黄　木通已上各半兩各另取末

右爲細末水丸如黍粒大量兒大小三五十丸或百丸水化下

四生丸[illegible]腸丸

黑牽牛　大黄　朴硝　皂角去皮弦蜜炙

已上各等分

右爲細末水丸如梧桐子大每服七八十丸食後温水下

内托散

大黄　牡礪已上各半兩　甘草三錢　芃蔞二箇

右爲末水一大盞煎三五沸去滓露冷服

藏用丸

大黄　黄芩已上各二兩　滑石　黒牽牛各四兩

右爲末水丸桐子大每服五七十丸食後温水下

神芎丸

藏用丸一料内加黃連薄荷川芎各半兩水丸
桐子大水下

進食丸

牽牛乙兩　巴豆三箇去油心膜

右爲末水丸每服二三十丸食後隨所傷物送下

牛黃白朮丸　治腰脚濕

黑牽牛末　大黃已上各二兩　白朮乙兩

右爲末水丸桐子大每服三十丸食前生薑湯
下要利加至百丸

玉燭散

以四物湯承氣湯朴硝各等分水煎去滓食前服之

三和湯

以四物湯涼膈散當歸各中停水煎服

丁香化癖散　治小兒脾

白丁香　密陀僧　舶上硫黃已上各一錢　硇砂半錢　輕粉少許

右研細末每兒一歲服半錢男病女乳調女病男乳調後用通膈泄

抵當湯

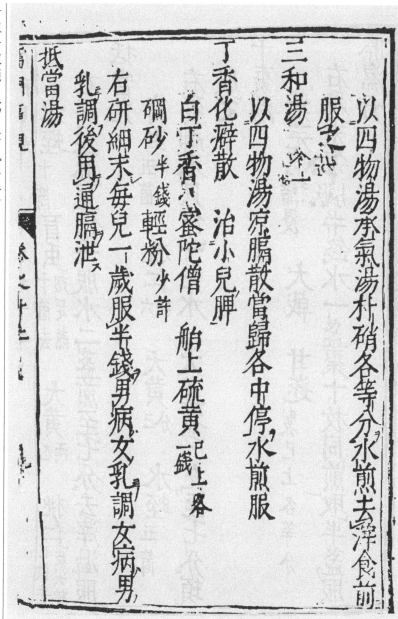

水蛭十箇　盲虫十箇去翅足熬　大黄一兩　桃仁七枚去皮尖熬

右剉如麻豆作一服水二盞煎至七分去滓溫服

抵當丸

盲虫五箇　桃仁六枚　大黄三分　水蛭五箇

右爲細末只作一丸水一大盞煮至七分頓服之

十棗湯

芫花醋浸　大戟　甘遂製已上各等分

右爲末每服半錢水一盞棗十枚同煎取半盞服

除濕丹

檳榔　甘遂　威靈仙　赤芍藥　澤瀉

葶藶炒 已上各二兩　乳香另研　沒藥另研

已上各一兩　黑牽牛末半兩　大戟三兩炒

陳皮四兩去白

右為細末，麵糊和丸，如桐子大，每服三五十丸，水送下。

利膈丸

牽牛生四兩　槐角子炒乙兩　木香乙兩　青皮乙兩

皂角去皮酥炙　半夏洗各二兩

右為細末，生薑麵糊為丸，桐子大，每服四五十丸

水送下

三一承氣湯

大黄　芒硝　厚朴去皮　枳實已上各五兩

甘草乙兩

右剉如麻豆大每服半兩水一大盞生薑三片煎至六分入硝去滓熱服

大陷胸湯

大黄乙兩半　芒硝乙兩八錢半　甘遂末一字

右為水一盞煮大黄至八分去滓入硝一沸下甘遂末溫服

小陷胸湯

半夏湯洗乙錢五分　黄連乙分　栝蔞實一枚用四分之一

右剉麻豆大水二盞先煮栝蔞至一盞半下諸藥取八分去滓溫服未利再服

握宣丸

檳榔　肉桂　乾薑　附子　甘遂　良薑

韭子　巴豆已上各等分　入硫黄乙錢

右爲細末軟米和丸桐子大早辰先椒湯洗手放温揩乾用生油少許泥手心男左女右磨令熱握一丸宣一二行

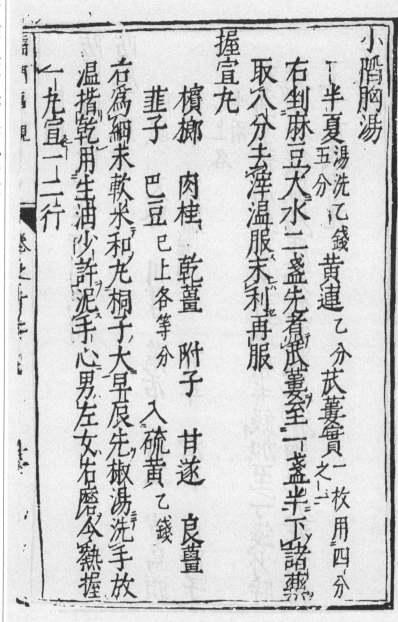

風門

防風通聖散方在汗門中附

防風天麻散

防風　天麻　川芎　羗活　白芷　草烏頭

荊芥　當歸焙製　甘草　滑石　白附子

已上各半兩

右爲末熱酒化蜜少許調藥半錢加至一錢少時覺藥行微麻爲度如作丸煉蜜和彈子大熱酒化下一丸或半丸

防風湯

防風　麻黄　獨活　秦艽去蘆　黄芩　石膏
當歸　白术已上各半兩
右爲粗末，入半夏片子，令匀，每服四錢，水二中盞，入生薑七片，煎至一盞，去滓，取清汁六分，入射香少許，帶熱食後服。

祛風丸

川烏炮去皮臍　草烏炮　天南星　半夏薑製
蒸豆粉　甘草　川芎　殭蠶　藿香
苓苓香　地龍去土　蝎稍炒已上各乙兩
川薑半兩

右爲細末藥末一兩用菉豆粉一兩以白麵二兩滴水和丸如桐子大陰乾細嚼茶清下三五丸至五七丸食後初服三丸以漸加之

排風湯

當歸去芦　杏仁去皮尖麸炒　防風去芦　白蘚皮
白朮　芍藥　官桂去粗皮　川芎　甘草炒各三兩
獨活　麻黄去節　茯苓去皮各三兩

右爲粗末每用三錢水一盞半入生薑四片同煎至八分去滓溫服不拘時候

小續命湯

麻黄去節　人參去蘆　黄芩　芍藥　川芎

甘草炙　杏仁湯泡去皮尖炒　防己　官桂去皮

防風去蘆各一兩　附子半兩去皮臍

右除附子杏仁外合搗爲粗末後入二味攪勻每服三錢水一盞半生薑五片煎至一盞去滓少熱服食後

消風散

川芎　羌活去芦　人參去芦　白茯苓去皮

白殭蠶炒　蟬殼同上已上各乙兩　陳皮去白

厚朴去粗皮薑製已上各乙兩

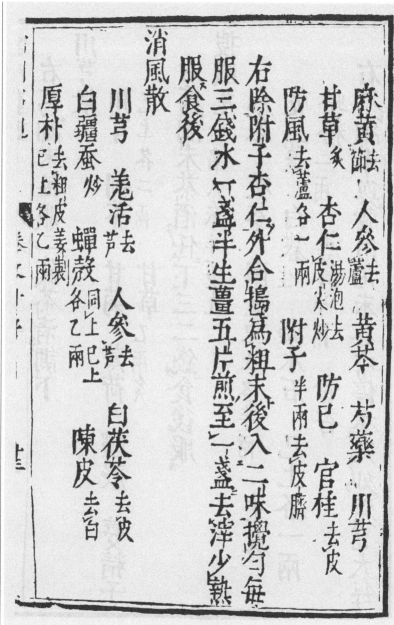

右爲細末每服二錢茶清調下

川芎散

川芎　荆芥　甘菊　薄荷　蟬殼　蔓精子

已上各二兩　甘草乙兩炙

右爲細末茶酒任下三二錢食後服

搜風丸一名人參半夏丸

人參　茯苓　南星已上各半兩　半夏

乾生薑　白礬生　凝水石　已上各一兩

蛤粉二兩　薄荷半兩　藿香

右爲細末與藏用丸末各中停水丸如菉豆大每

服三十丸生薑湯送下

當歸川芎散

當歸　川芎已上各半兩　甘草二兩

黄芩四兩　薄荷乙兩　縮砂仁一分

右爲細末溫水調下一二錢

愈風餅子

川烏半兩炮裂　川芎　甘菊　白芷　防風

細辛　天麻　羌活　荊芥　薄荷　甘草炙

已上各一兩

右爲細末水浸蒸餅爲劑摶作餅子每服三五餅

子細嚼茶酒送下不計時候

踈風丸

通聖散一料加天麻羌活獨活細辛甘菊首烏

各半兩

右爲細末煉蜜和丸彈子大朱砂爲衣每服一丸

細嚼茶酒下

通頂散

石膏　川芎　瓜蒂　已上各等分

藜蘆少許

右爲細末鼻內嗃之

胃風湯

人參去芦　茯苓去皮　川芎　官桂　當歸

芍藥　白术

右件各等分為粗末每服三錢水一盞入陳粟米煎

空心服之

香芎散

香附子炒　川芎　石膏水飛　白芷　甘草

薄荷　已上各一兩　川烏半兩炒去皮臍

右為細末每服二錢溫酒茶清調下無時

鐵彈丸

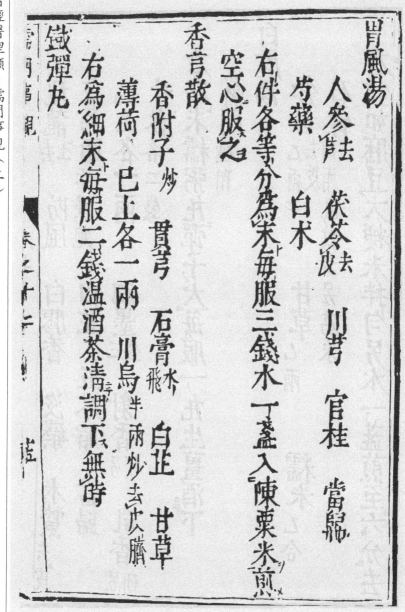

地龍去土　防風　白膠香　沒藥　木鱉去皮
草烏頭水浸炮　白芷　五苓脂　當歸
已上各一兩　細墨三錢　射香另研　乳香另研
升麻各二錢
右爲末糯粥丸彈子大每服一丸生薑酒下

暑門　癰附

白虎湯

知母乙兩半去皮　甘草乙兩　糯米乙合
石膏四兩亂紋者另爲末
右剉如麻豆大粳米拌勻另水一盞煎至六分去

滓温服無時日三四服或眩嘔者加半夏半兩薑汁製過用之

桂苓甘露散

官桂半兩 人參 藿香已上各半兩 茯苓

白术 甘草 葛根 澤瀉 石膏 寒水石已上各一兩 滑石二兩 木香一分

右爲細末每服三錢白湯點下新水或生薑湯亦用可之

化痰玉壺丸

南星 半夏並生用 天麻已上各半兩

白麪　三兩

右爲細末滴水丸如桐子大每服三十丸用水一大盞先煎令沸下藥煮候浮即熟漉出放温別用生薑湯下不拘時服

益元散

滑石　六兩　甘草　乙兩

右爲細末每服三錢蜜調新水送下

玉露散　治暑

寒水石　滑石　石膏　栝蔞根

已上各四兩　甘草　一兩

右爲細末每服五錢新水調下

石膏散

石膏一兩　人參去蘆　甘草炙各半兩

右爲細末新水蜜水調三錢生薑湯亦可

辰砂丹　治瘧

信一錢　雄黑豆六十箇或二兩重

右爲細末朱砂爲衣端午日合不令雞犬婦人見

每服一丸無根水下

溫脾丸

信乙錢　甘草二錢　紫河車三錢　豆粉四兩

右爲末滴水丸每服半錢作十丸臨卧無根水下

温脾散

紫河車　菉豆已上各一兩　甘草半兩

砒一錢另研

右爲細末後入砒研勻每服半錢新水盞調下如是隔日發直待臨睡服藥如頻日發只夜深服忌葷酒魚兎等

濕門　嗽附

五苓散

官桂　澤瀉　豬苓去皮　茯苓去皮　白术各半

右爲細末，每服二三錢，熱湯或新水調下。

葶藶木香散

苦葶藶　茯苓去皮　豬苓去皮，已上各一分

木香半錢　澤瀉　木通　甘草各半兩

官桂一分　滑石三錢

右爲細末，每服三錢，生薑湯調下，食前服。

白术木香散

白术　豬苓　澤瀉　赤茯苓各半兩

木香　檳榔各三錢　陳皮二兩，去白

官桂一錢　滑石三兩

右為細末每服五錢水一盞生薑三片同煎至六
分溫服食後

大橘皮湯

橘皮一兩半　木香一分　滑石六兩　檳榔三錢
茯苓一兩　猪苓去黑皮　澤瀉　白术　官桂
巳上各半兩　甘草二錢

右為末每服五錢水一盞生薑五片煎至六分去
滓溫服食後

神助散

苦葶藶二兩炒　黑牽牛三兩半微炒取頭末用之　澤瀉二兩

猪苓二兩去皮　椒目半兩

右為細末每服葱白三莖漿水一盞煎至半盞入酒半盞調藥三錢絕早面東服之

桂苓白术丸

官桂　茯苓　半夏　已上各一兩　白术

乾生薑一分　橘皮去白　澤瀉　黄連

各半兩　黄栢二兩

右為末麵糊為丸如小豆大每服三五十丸薑湯食後服之

桂苓白术散

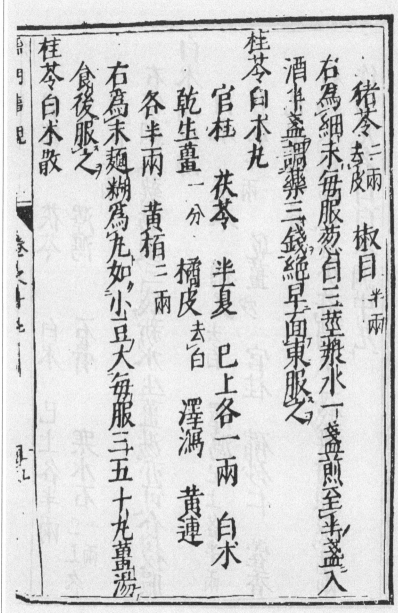

官桂　茯苓　白术　已上各半兩
甘草　澤瀉　石膏　寒水石已上各一兩
滑石二兩
右為細末熱湯調三錢新水生薑湯亦可食後服

白术調中湯

白术　茯苓　橘皮去白　澤瀉已上各半兩
甘草一兩　乾薑炒　官桂　砂仁　藿香
已上各一分
右為末白湯化蜜少許調下二錢無時煉蜜每兩
作十丸名曰白术調中丸

寧神散　治嗽

御米殼二兩蜜炙　人參　葶藶　已上各一兩

右爲末入烏梅同煎三五沸去滓稍熱服食後

寧肺散

御米蜜炒去蒂　甘草　乾薑　當歸　白礬

陳皮　已上各一兩

右爲末煎虀汁調三錢

人參補肺散

人參　麻黃去節　白朮　防巳　防風

各等分　桑白皮倍加

右剉㕮咀以漿水一挑煎至半去滓温服每用半兩各秤過

白朮湯

白朮　甘草　當歸　陳皮　桔梗

枳殼　各等分

右為粗末水煎去滓温服三五錢

薏苡仁湯

桔梗乙兩　甘草二兩　薏苡仁三兩

右剉如麻豆大每服五錢水煎入糯米為引米軟為度食後服之

益黃散 治小兒痢

陳皮乙兩 青皮 柯子肉 甘草炮已上各半兩

丁香二錢

右為細末每服二錢水煎食前服之

香連丸

木香 柯子肉麵炒 黃連炒已上各半兩

龍骨二錢

右為細末飯丸如黍米大每服二十丸米飲湯下

火門

涼膈散

大黄乙兩　連翹四兩　甘草　黄芩　薄荷
朴硝　山梔　巳上各一兩
右粗末每服三五錢水一盞入蜜竹葉煎三五沸
去滓温服無時

黄連解毒湯
黄連　黄蘗　黄芩　大梔子　巳上各等分
右剉爲麻豆大每服五錢水二盞煎至八分去滓
温服之

瀉心湯
大黄　甘草炙　當歸　芍藥　麻黄　荆芥

巳上各一兩半　白术三錢半

右爲細末每服二錢水一盞生薑薄荷少許同煎

至七分去滓溫服

八正散

大黄　瞿麥　木通　萹蓄　車前子　甘草

山梔子　巳上各一兩　滑石二兩

加木香一兩尤佳

右爲粗末每服三五錢水一盞入燈心煎至七分

去滓溫服

調胃散　治傷寒吐逆四肢厥冷

水銀　舶上硫黄　各半兩

右二味先研硫黄極細次入水銀同研至深黑每服一錢病重者二錢溫米飲調服不拘時

三黄丸

大黄　黄芩　黄栢　已上各等分

右爲末水丸每服三十丸水下

又方去黄芩用黄連

芍藥蘗皮丸

芍藥白者　黄栢去皮各一兩　當歸　黄連各半兩

右爲末水丸梧子大每服三十丸水下食前

大金花丸

黄連　黄蘗　黄芩　大黄各等分

右爲末水丸新水下三十丸加梔子減大黄名梔子金花丸

清凉飲子

大黄蒸　赤芍藥　當歸　甘草炒

已上各等分

右爲末每服一丄五錢水一盞煎至七分去滓温服食後以意加減

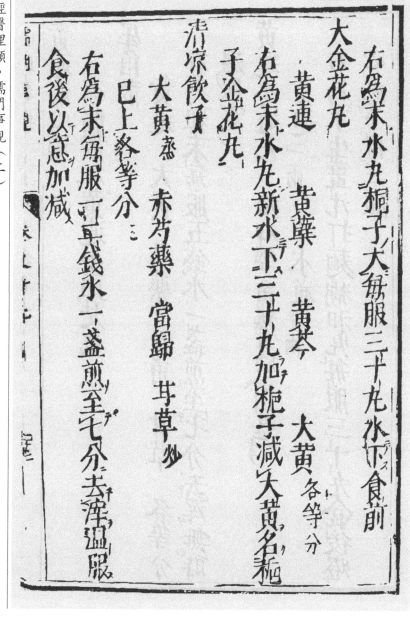

黄連清心湯
凉膈散加黄連半兩是也

犀角散
黄連　大黄　芍藥　犀角　甘草　各等分
右為粗末每服五錢水一盞煎至七分去滓無時
温服之

黄連木通丸　治心經畜熱夏至則甚
黄連二兩　木通半兩
右為末生薑汁打麵糊和丸每服三十丸食後燈
心湯下日三服

燥門

神功丸

大黄（麵裹蒸） 訶子皮 麻子仁（另搗） 人參（去蘆）

已上各一兩

右爲細末，入麻子仁搗研勻，煉蜜丸如桐子大。每服二十丸，温水下，或酒、米飲下，食後臨卧。如大便不通，加服。

脾約丸

麻仁（一兩二錢半） 枳實（麩炒） 厚朴（去粗皮） 芍藥

已上各二兩 大黄（蒸，四兩） 杏仁（去皮尖，炒黄，一兩二錢）

右爲細末煉蜜爲丸桐子大每服二十丸臨卧温
水送下

麻仁丸

郁里仁去皮另搗　火麻子仁另搗　二味各二兩
大黄一兩半生半熟　檳榔半兩　乾山藥　防風去芦
枳殼炒去穰五錢半　羌活　木香各五錢半
右爲細末入另搗者二味攪勻煉蜜丸如桐子大
每服二十丸至三十丸温水下食後牽牛滑石

潤體丸

郁李仁　大黄　桂心　黑牽牛　當歸、

黄檗並生用各半兩　輕粉少許

右爲細末，滴水丸如桐子大，每服三十丸至四十丸，温水或生薑湯下。

寒門

薑附湯

乾薑二兩另爲粗末　附子乙兩生用去皮臍細切

右二味攪匀，每服三錢，水一盞半，煎至一盞，去滓，温服，食前。

四逆湯

甘草三兩　乾薑半兩　附子半兩生用去皮臍切作片子

右爲粗末每服三五錢水一盞半煎至一盞去滓

溫服無時

二薑湯

良薑　乾薑炮　二味各三兩

右爲細末酒煮糊爲丸桐子大每服三十丸空心

米飲湯下

朮附湯

黑附子炮重乙　白朮乙兩半　甘草七錢半炙

右爲細末每服三五錢水一盞半生薑五片棗二

枚擘破同煎至一盞去滓溫服食後

大巳寒丸

附子炮去皮臍 川烏頭炮去皮臍作豆大再炒黄 乾薑炮製

良薑炒 官桂去粗皮 吳茱萸已上各乙兩

右爲細末，醋糊爲丸，桐子大，每服五七十丸，米飲下，食前。

理中丸

人參去芦 白术 乾薑 甘草炙 附子炮去皮臍，已上各一兩

右爲細末，煉蜜爲丸，每兩作十丸，彈子大，每服一丸，以水一盞，化破，煎至七分，稍熱，空心服之。

平胃散

厚朴薑汁製　陳皮　二味各三兩　蒼朮五兩泔浸

甘草三兩炒

右爲末每服二錢水一盞生薑三片棗二枚煎至

七分去滓食前溫服

養脾丸

乾薑炮　硇砂　各二兩　茯苓去皮　人參去蘆

麥蘖炒　各一兩　白朮半兩　甘草炒乙兩半

右爲細末煉蜜爲丸每兩作八丸每服一丸細嚼

生薑湯下

熱治於內者

大柴胡湯

柴胡四兩　黄芩　赤芍藥各一兩半

半夏乙兩二錢半　枳實二錢半　大黄乙兩

右爲粗末入半夏片子每服三錢水一盞半入生薑五片棗一枚煎至一中盞濾去滓溫服食後

小柴胡湯

柴胡四兩去芦　黄芩　人參　半夏湯洗七次切片

甘草已上各一兩半

右爲粗末每服三錢水一盞半生薑五片棗一枚

麁破同煎至七分去滓温服不拘時候

柴胡飲子

柴胡 人參 黄芩 甘草 大黄 當歸

芍藥 已上各半兩

右爲粗末每服三錢水一盞生薑三片煎至七分

去滓温服

防風當歸飲子

柴胡 人參 黄芩 防風 甘草 芍藥

大黄 當歸 滑石 已上各一兩

右爲粗末每服三五錢生薑三片水一大盞煎至七

分去滓溫服不拘時候

白术湯　治孕婦痢嘔吐血

白术　黄芩　當歸　各等分

右爲末每服二三錢水煎食前服

兼治於外者

桂苓湯　麻黄湯　升麻湯

已上三方在前汗法中附

五積散

蒼术二兩四錢　桔梗乙兩四錢　枳殼麸炒　陳皮味二各六錢

白芷　川芎　當歸　甘草炙　官桂

去粗皮　半夏湯浸　茯苓各三錢　麻黃一錢去節

厚朴　乾薑炮　各四錢

右除官桂芷殼別爲末外以慢火炒令黃色爲末

與官桂等攪勻每服三錢水一盞半入生薑五片

葱白三寸塩豉七粒同煎至七分去滓溫服無時

青衿散　治咽喉

益元散加薄荷青黛生蜜丸如彈子大噙化

獨治於內者

陷胸湯

大黃二兩半　芒硝乙兩八錢半　甘遂乙字另爲末

右以水三盞先煮大黃至二盞去滓下芒硝令沸次下甘遂末放温服之

大黃丸

大黃　黑牽牛　枳殼　木通　已上各一兩

右爲末滴水爲丸如桐子大每服三十丸食後以生薑湯下

備急丸

巴豆去皮　大黃　乾薑炮　已上各一兩

右爲細末煉蜜丸桐子大每服三丸温水下不拘時服之

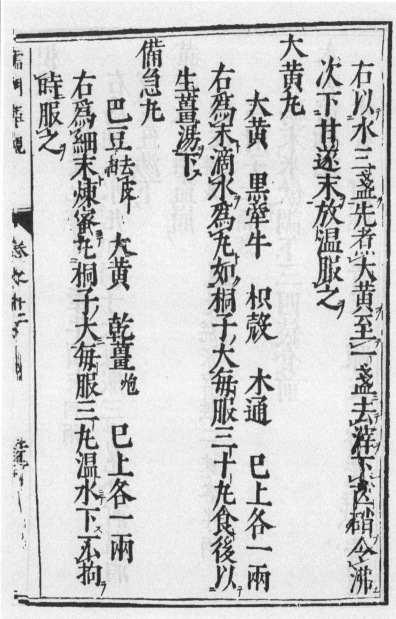

枳殼丸

商枳殼麩炒乙兩　牽牛頭末四兩

右爲細末水丸如桐子大每服三十丸食前温酒或生薑湯下

蓮殼散　治血崩

椶皮燒灰　蓮殼燒灰存性二味各半兩

香附子三兩炒

右爲末米飲調下三四錢食前

木香檳榔丸

木香　檳榔　青皮　陳皮　廣茂燒　黄連

麸炒　已上各一兩　黄連　大黄各三兩

香附子炒　牽牛各四兩

右爲細末水丸如小豆大每服三十丸食後生薑湯送下

導飲丸

青皮　陳皮　京三稜炮　廣茂炮　黄連

枳殼麸炒已上各一兩　大黄　黄蘗　已上各三兩　香附子炒　黒牽牛　已上各四兩

右爲細末桐子大用水丸每服三五十丸食後生薑湯下

五香連翹散

丁香 青木香 沉香 熏陸香 麝香 木通 連翹 桑寄生 獨活 升麻 大黄

已上各等分

右爲粗末，以竹瀝煎五七錢，末利加大黄，去滓，稍熱，以利爲度。

四物湯

川芎 當歸 熟地黄 芍藥 已上各等分

右爲粗末，每服三四錢，水一盞，煎三五沸，去滓，溫空心。加草龍膽、防己，名一醉散，治目暴發。加蒲黄，

治娠婦漏血

當歸散　治血崩

當歸乙兩　龍骨二兩炒赤　香附子三錢炒

椶毛灰五錢

右爲末，米飲調三四錢，空心服。

又一方，當歸、白芍藥、香附炒各等分，爲末，米飲湯

調下，食前服。

又當歸散　行經

當歸　杜蒺藜各等分

右爲末，米飲湯調服，食前。

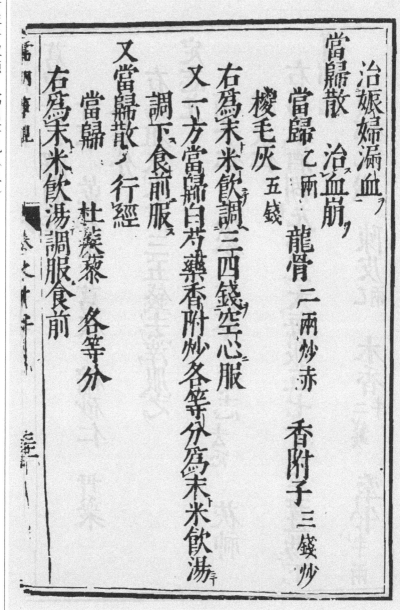

葛根散 解酒毒

甘草 乾葛花 葛根 硇砂仁 貫衆

各等分

右爲粗末水煎三五錢去滓服之

定志丸

栢子仁 人參 茯苓 遠志去心 茯神

酸棗仁

右爲末酒糊丸小豆大每服五七十丸生薑湯下

檳榔丸

檳榔乙錢半 陳皮乙兩 木香二錢半 牽牛半兩

右爲末醋糊丸桐子大每服三十丸生薑湯下

小檳榔丸

枳殼　陳皮　牽牛　已上各等分

右爲細末水丸食後生薑湯下三四十丸

瞿麥散　治酒積

甘遂製半兩　瞿麥　葛根　麥蘖已上各乙兩

右爲末每服二錢酒調服

治氣積方　香附子爲末生薑湯調下三二錢

獨治於外者

青金散

芒硝半錢　青黛半錢　乳香　沒藥　各少許

右爲細末鼻內㗜之

拔毒散

寒水石不以多少燒令赤

右研爲末以新水調雞翎掃痛處

水澄膏

雄黃三錢水飛　黃連半兩　鬱金二錢　黃柏半兩

大黃半兩　黃丹半兩水飛

右爲細末量所腫處用藥多少新汲水半盞抄藥

在內須臾藥沉慢去其澄者水盡然後用槐柳枝

攪藥數百餘轉如麵糊相似勻以小紙花子攤藥
塗廱處更以雞翎撩涼水不住掃之

魚膽丸

草龍膽　青鹽　腦子　已上各半兩
黃連一兩去鬚　硇砂　南硼砂　射香　鯉魚膽
已上各二錢

右除草龍膽鯉魚膽外同爲細末先將草龍膽同微研破以河水三升浸春秋二宿夏一宿冬三宿將浸者病揉絞爛用絹袋濾去滓於石器內慢火熬成膏子點於水內不散用指頭捏開有絲乃膏

子成然後入魚膽拌匀將膏和上藥併末作劑丸如粟米徐徐點可視之

金絲膏

黄丹　代赭石　玄精石　已上各半兩

爐甘石燒乙兩　腦子半錢　黄連　蕤仁去皮油

二味各三錢　白丁香　南硼砂二味各一錢

右除硼砂腦子外同爲細末以河水一升白砂蜜三兩同熬三五沸然後入藥末再熬至半茶盞以上用綿子濾過去滓次入硼砂腦末攪匀定磁器内放徐徐點眼大有神効

生肌散

黄連三錢　密陀僧半兩　乾胭脂二錢　雄黄乙錢

菉豆粉二錢　輕粉乙錢

右爲細末以溫漿水洗過用無垢軟帛揾淨藥貼之大有効矣

赴筵散

五倍子　密陀僧　已上各等分

右爲細末先入漿水漱過乾貼

麝香玉線子

豆粉半兩　信乙錢　枯白礬乙錢半

右三件同研入射香半錢再研爲細末滴水和於手背上撚作線如用時先以漿水嗽了口用毛翎了縫中淨臨卧乾貼或爲線子住於縫中

化癭丹 治贅

海帶 海藻 海蛤 昆布 已上四味皆焙

澤瀉炒 連翹 已上並各等分 猪靨

羊靨 各十枚

右爲細末蜜丸如雞頭大臨卧噙化一二丸

通氣丸 同上所治

海藻 海帶 昆布 木通 甘草 已上各

一兩　柯子　薄荷　已上各半兩　杏仁少許煮浸去皮尖用之

右爲細末煉蜜和丸每夜噙化一丸忌油膩物

又方

海藻　海帶　昆布　澤瀉　木通　猪靨

羊靨各五枚　海蛤　連翹

右爲細末研靨爲丸如雞頭大每服一丸臨卧噙化下効

消毒散　治喉痺

當歸　荆芥　甘草　各等分

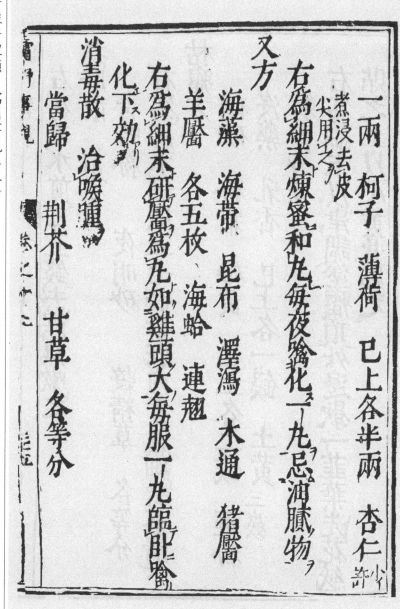

右爲末水煎三五錢去滓熱嗽之

煮肝散　治雀目

青蛤粉　夜明砂　穀精草　各等分

右爲細末每服五七錢猪肝內煮熟細嚼茶清下

枯瘤方

硇砂　粉霜　雄黃　已上各二錢　輕粉

沒藥　乳香　已上各一錢　土黃三錢

射香少許

右爲細末以津調塗瘤頂外邊歇一韭葉先花紙

貼之上以小黃膏貼之

小黄膏

黄栢 黄芩 大黄 已上各等分

右爲細末，以水調爲糊，比前藥大一遭，三日一易，至八九上不取，直候可取。

剪刀藥

石灰一斤，陳年者 龍骨四兩 刺薊一小束

右爲末，杵作泥，爲餅子，或爲散，貼，端午日合。

木香檳榔散

木香 檳榔 黄連 乳香 輕粉 密陀僧 已上各等分

右爲細末乾摻之先以白礬燒水洗之

又方加　黃栢　麝香

陽起石散

陽起石燒

右研末新水調塗腫處

鉛白霜散

鉛白霜　乾胭脂　寒水石　已上各等分

腦子　輕粉各少許

右爲末摻之

雄黃散

雄黃　乳香　沒藥　射香少許

右爲末量瘡大小乾貼

化斑湯

紫草　升麻　甘草炙　各半兩

右剉麻豆大水一盞糯米二十粒煎至一盞去滓

溫服

調治

無比山藥丸

乾山藥二兩　肉蓯蓉四兩剉酒浸焙　五味子六兩揀淨

兎絲子三兩酒浸　杜仲三兩去粗皮炒　牛膝一兩酒浸

澤瀉一兩　熟地黄一兩乾　山茱萸一兩　茯苓去皮

一兩　巴戟去心一兩　赤石脂一兩

右爲細末煉蜜和丸桐子大每服二三十丸食前

温酒下米飲亦可

當歸丸

當歸　香附子炒　杜蒺藜　芍藥　各等分

右爲末酒糊爲丸如小豆大每服三五十丸米飲

送下

香薷湯

香薷五錢去土　厚朴五錢薑製　白藊豆二錢半生炒

右爲末每服三錢水一盞入酒煎去滓溫服

石葦散

石葦去毛 木通 各二兩 當歸 甘草

王不留行 巳上各一兩 滑石 白朮

瞿麥 葵子 芍藥 巳上各三兩

右爲細末每服二錢煎小麥湯調下

妙功丸

京三稜炮 乙兩 川烏四錢生去皮 大黃乙兩

巳上同爲細末好醋半升熬膏不破積水丸

神麴 麥蘗 巳上各一兩 乾薑二錢炒柴用

巴豆兩箇去皮油心　半夏半兩　茴香一兩炒香

官桂　牽牛半兩麩頭

右爲細末用膏丸小豆大生薑湯下二十丸十五丸

溫凉水亦可以意加減以利爲度

人參散

石膏　甘草炙　已上各一兩　滑石四兩

寒水石二兩　人參半兩

右爲末每服二錢溫水調下食後

茴香丸

茴香八兩炒　川練子炒　川烏炮去皮　威靈仙

洗去　防風（去芦）　陳皮　已上各三兩

生地龍（乙兩去土微炒）　烏藥（五兩）　赤小豆（八兩）

右為末，酒糊為丸，每服三五十丸，茶酒下。

七宣丸

大黃（濕紙裹煨）　枳實（麩炒）　木香　柴胡（去芦）

柯子皮（各五兩）　桃仁（六兩炒去皮尖）　甘草（四兩炒）

右為末，煉蜜和丸，如桐子大，每服三十丸，酒下。

人參調中湯

沉香（乙兩）　木香　白豆蔻（乙兩用仁）　甘草（乙分）

腦子（乙錢）　射香（半錢）　人參（半兩）

右爲細末每服半錢用沸湯點服或入少薑
許食後服

烏金散[illegible]

當歸乙兩　自然銅（金色者煅爲末醋熬乙兩）　烏金石（鐵炭是也）
[illegible]乙兩　大黃（乙兩童子小便浸用）

右爲末每服二錢紅花酒半盞童子小便半盞同
調下食前日二服

沉香降氣湯

沉香　木香　硝砂仁　白豆蔻仁　青皮（去白）
陳皮（去白）　廣茂（煨）　枳實（麩炒）　已上各一兩

蘿白子另末乙兩　黑牽牛末二兩　大黃二兩炒

右爲末，生薑汁浸蒸餅爲丸，如桐子大，每服三十丸，橘皮湯下。

枳朮丸　治氣不下降，胸膈滿悶。

枳實麸炒　白朮各半兩

右爲細末，燒飯爲丸，如桐子大，每服五十丸，諸飲送下。

儒門事親卷之十二終

儒門事親卷之十三

劉河間先生三消論

因在前此書未傳於世恐爲沉沒故刊而行之

易言天地自太虛至黃泉有六位內經言人之身自頭至足亦有六位今余又言人胸腹之間自肺至腎又有六位人與天地造化五行同一爐備知彼則知此矣故立天之氣曰金與火立地之氣曰土與水立人之氣曰風與火故金與火合則熱而清水土合則濕而寒風火合則溫而炎人胸腹之間亦猶是也腑臟在上爲金主燥清心火爲君火主[illegible]風木主溫膽又次之爲相火主[illegible]

土主涼腎又次之黄泉爲寒水主寒故[illegible]
腎象地肝膽象人不知此者其不可與言人之道者三陰
土爲萬物之本水爲萬物之元水土合德以陰居中
同處乎下以立地爲氣萬物根於地是故水土濕寒
若燥熱陽實則地之氣不立萬物之根索澤而枝葉
枯矣五常政大論曰根於中者命曰神機是爲動物
根本在於中也根本者脾胃腎也食入胃則脾爲布
化氣味榮養五藏百骸故酸入肝而養筋膜苦入心
而養血脉甘入脾而養肌肉辛入肺而養皮毛鹹入
腎而養骨髓五氣亦然故淸養肺熱養心温養肝濕

養脾寒養腎也凡此五味五氣太過則病不及亦為
惟平則常安矣故六節藏象論曰五味入口藏於腸
胃味有所藏以養五氣氣和而生津液相成神乃自
生是其理也又太陰陽明論云脾病而四肢不用者
何也岐伯曰四肢皆稟氣於胃而不得至經必因於
脾乃得稟也今脾病不能為胃行其津液不得稟水
穀氣脾日以衰脉道不利筋骨肌肉皆無氣以生故
不用焉帝曰脾不主時何也岐伯曰脾者土也治中
央常以四時長四藏各十八日寄治[illegible]者實火而
也脾藏者常著胃土之精也土者生萬物而法天[illegible]

故上下至頭足不得獨主於時也帝曰脾與胃以膜相連爾而能行其津液何也岐伯曰足太陰者三陰也其脉貫胃屬脾絡嗌故太陰爲之行氣於三陰足陽明者表也五藏六腑之海也亦爲之行氣於三陽藏腑各因其經而受氣以益陽明故爲胃行其津液四肢不得禀水穀氣日以衰陰道不利筋骨肌肉皆無氣以生故不用焉不用者謂不能爲之運用也由是觀之則五藏六腑四肢百骸皆禀受於脾胃行其津液相與濡潤滋養矣後之醫者欲以燥熱之劑以養脾胃滋土之氣不亦外乎况消渴之病者本濕寒

之陰氣極衰燥熱之陽氣太甚更服燥熱之藥則脾胃之氣竭矣叔世不分五運六氣之虛實而一槩言熱爲實而虛爲寒彼但知心火陽熱一氣之虛實而非臟腑六氣之虛實也蓋肺本清虛則溫心本熱虛則寒肝本溫虛則清脾本濕虛則燥腎本寒虛則熱假若胃冷爲虛者乃胃中陰水寒氣實甚而陽火熱氣衰虛也非胃土濕氣之本衰故當溫補胃中陽火之衰退其陰水寒氣之甚又如胃熱爲實者乃胃中陽火實而陰水虛也故當以寒藥瀉胃中之實火而養其虛水然此皆補瀉胃中虛熱水火所乘之邪非

胃爲濕者之本其餘例同法夫補瀉脾胃濕土之水氣者潤其濕者是補濕燥其濕者是瀉濕土本濕故也凡臟腑諸氣不必腎水獨當寒心火獨當熱要知每臟每腑諸氣和同宣而平之可也故余嘗謂五常之道陰中有陽陽中有陰孤陰不長獨陽不成但有一物皆備五行遞相濟養是謂和平交互克伐是謂衰興變亂失常患害由行故水少火多爲陽實陰虛而病熱也水多火少爲陰實陽虛而病寒也其爲治者瀉實補虛以平爲期而已矣故治消渴者補腎水陰寒之虛而瀉心火陽熱之實除腸胃燥熱之甚濟

身津液之衰使道路散而不結津液生而不枯氣血利而不澁則病日已矣況消渴者本因飲食服餌失宜腸胃乾涸而氣液不得宣平或耗亂精神過違其度或因大病陰氣損而血液衰虛陽氣悍而燥熱鬱甚之所成也故濟衆云三消渴者皆由久嗜鹹物恣食炙煿飲酒過度亦有年少服金石丸散積久石熱結于胸中下焦虛熱血氣不能制石熱燥甚於胃故渴而引飲若飲水多而小便多者名曰消渴若飲食多而不甚饑小便數而漸瘦者名曰消中若渴而飲水不絕腿消瘦而小便有脂液者名曰腎消如此三

消者其燥熱一也但有微甚耳余聞世之方多一方
而通治三消渴者以其善消水穀而喜渴也然叔世
論消渴者多不知本其言消渴者上實熱而下虛冷
上熱故煩渴多飲下寒故小便多出本因下部腎水
虛而不能制其上焦心火故上實熱而下虛冷又曰
水數一爲物之本五行之先故腎水者人之本命之
元不可使之衰弱根本不堅則枝葉不茂元氣不固
則形體不榮消渴病者下部腎水極冷若更服寒藥
則元氣轉虛而下部腎水轉衰則上焦心火亢甚而
難治也但以暖藥補養元氣若下部腎水得實而勝

退上焦火則自然渴止小便如常而病愈也若與之言正與仲景相反所以巧言似是於理實違者也非徒今日之誤誤已久哉又如蔣氏藥證病原中論消渴消中消腎病曰三焦五藏俱虛熱惟有膀胱冷似水又曰腰腎虛冷日增重又曰膀胱腎藏冷如泉始言三焦五藏俱虛熱惟有膀胱冷似水復言五藏亦冷且腎藏水冷言爲虛其餘熱者又皆言其虛夫陰陽與衰安有此理且其言自不相副其失猶小至於寒熱差殊用藥相反過莫大焉或又謂腎與膀胱屬水虛則不能制火虛既不能制火故小便多者愈失

之遠矣彼謂水氣實者必能制火虛則不能制火故陽實陰虛而熱燥其液小便淋而常少陰實陽虛不能制水小便利而常多豈知消渴小便多者非謂此也何哉蓋燥熱太甚而三焦腸胃之腠理怫鬱結滯緻密壅塞而水液不能滲泄浸潤於外榮養百骸故腸胃之外燥熱太甚雖復多飲于中終不能浸潤於外故渴不止小便多出者如其多飲不能滲泄於腸胃之外故數溲也故金盡言原病式曰皮膚之汗孔者謂泄汗之孔竅也一名氣門者謂泄氣之門戶也一名腠理者謂氣液之隧道紋理也一名鬼門者謂

竅之門也一名玄府者謂玄微之府也然玄府者無物不有人之臟腑皮毛肌肉筋膜骨髓爪牙至於萬物悉皆有之乃出入升降道路門户也故經曰出入廢則神機化滅升降息則氣立孤危故非出入則無以生長壯老非升降則無以生長化收藏是知出入升降無器不有故知人之眼耳鼻舌身意神識能爲用者皆由升降出入之通利也有所閉塞則不能用也若目無所見耳無所聞鼻不聞香舌不知味筋痿骨痺爪退齒腐毛髮墮落皮膚不仁腸胃不能滲泄者悉由熱氣怫鬱玄府閉塞而致津液血脉榮衛

清氣不能升降出入故也各隨鬱結微甚而有病之大小焉病在表則怫鬱腠理閉密陽氣不能散越故燥而無汗而氣液不能出矣叔世不知其然故見消渴數溲妄言爲下部寒尔豈知腸胃燥熱怫鬱使之然也予之所以舉此世爲消渴之證乃腸胃之外燥熱痞閉其滲泄之道路水雖入腸胃之内不能滲泄於外故小便數出而復渴此數句足以盡其理也試取内經凡言渴者盡明之矣有言心肺氣厥而渴者有言肺痺而渴者有言脾熱而渴者有言腎熱而渴者有言胃與大腸熱結而渴者有言脾痺而渴者有

言小腸癉熱而渴者有因病瘧而渴者有因肥甘石藥而渴者有因醉飽入房而渴者有因遠行勞倦遇大熱而渴者有因傷害胃乾而渴者有因腎熱而渴者有因病風而渴者雖五臟之部分不同而病之所遇各異其歸燥熱一也

所謂心肺氣厥而渴者厥論曰心移熱於肺傳爲膈消注曰心熱入肺久而傳化内爲膈熱消渴多飲也

所謂肝痺而淫渴者痺論曰肝痺者夜臥則驚多飲數小便如脾熱而渴者痿論曰脾氣熱則胃乾而渴肌肉不仁發爲肉痿

所謂腎熱而渴者刺熱論曰腎熱病者先腰痛䯒酸苦渴數飲身熱熱論曰少陰脉貫腎絡於肺繫舌本故口燥舌乾而渴叔世惟言腎虛不能制心火為上實熱而下虛冷以熱藥温補腎水欲令勝退心火者未明陰陽虛實之道也夫腎水屬陰而本寒虛則為熱心火屬陽而本熱虛則為寒若腎水陰虛則心火陽實是謂陽實陰虛而上下俱熱明矣故氣厥論曰腎氣衰陽氣獨勝宣明五氣論曰腎惡燥由燥腎枯水涸藏氣發時論曰腎苦燥急食辛以潤之夫寒物屬陰能養水而瀉心熱物屬陽能養火而耗水今腎

水既不勝心火則上下俱熱奈何以熱藥養腎水欲令勝心火豈不謬哉又如胃與大腸熱結而渴者陰陽別論云二陽結謂之消注曰陽結謂胃及大腸俱熱結也腸胃藏熱則善消水穀又氣厥論曰大腸移熱於胃善食而瘦脉要精微論曰癉成為消中善食而瘦如腸癉而渴者數飲而不得中氣喘而爭時發飱泄夫數飲而不得中其大便必不停留然則消渴數飲而小便多者止是三焦燥熱怫鬱而氣衰也明矣豈可以燥熱毒藥助其強陽以伐衰陰乎此真實實虛虛之罪也夫消渴者多變聾盲瘡癬痤痱之類皆腸胃

燥熱怫鬱水液不能浸潤於周身故也或熱甚而膀胱怫鬱不能滲泄水液妄行而面上腫也如小腸痺熱而渴者舉痛論曰熱氣留于小腸腸中痛癉熱焦渴則便堅不得出矣注曰熱滲津液而小便堅矣如言病瘧而渴者瘧論曰陽實則外熱陰虛則內熱內外皆熱則喘而渴故欲飲冷也然陽實陰虛而為病熱法當用寒藥養陰瀉陽是謂瀉實補衰之道也如因肥甘石藥而渴者奇病論曰有口甘者病名為何岐伯曰此五氣之所溢也病名脾癉癉為熱也脾熱則四藏不稟故五氣上溢也先因脾熱故曰脾癉又

經曰五味入口藏於胃脾爲之行其精氣津液在脾故令人口甘也此肥美之所發也此人必數食甘美而多肥也肥者令人内熱甘者令人中滿故其氣上溢轉而爲消渴通評虚實論曰消癉仆擊偏枯痿厥氣滿發逆肥貴之人膏粱之疾也或言人惟胃氣爲本脾胃合爲表裏脾胃中州當受温補以調飲食今消渴者脾胃極虚益宜温補若服寒藥耗損脾胃本氣虚乏而難治也此言乃不明陰陽寒熱虚實補瀉之道故妄言而無畏也豈知腹中論云帝曰夫子數言熱中消中不可服芳草石藥石藥發癲芳草發狂

注言多飲數溲謂之熱中多飲數溲謂之消中多喜曰癲多怒曰狂芳美味也石謂英乳乃發熱之藥也經又曰熱中消中皆富貴人也今禁膏粱是不合其心禁芳草石藥是病不愈願聞其說岐伯曰芳草之味美石藥之味悍二者之氣急疾堅勁故非緩心和人不可服此二者帝曰何以然岐伯曰夫熱氣慓悍藥氣亦然所謂飲一溲二者當肺氣從水而出也其水穀之海竭矣凡見消渴便用熱藥誤人多矣故内經應言渴者皆如是豈不昭晰歟然而猶有惑者諸氣過極反勝也者是以人多誤也如陽極反似陰者

是也若不明標本謂似為是始終乖矣故凡見下部覺冷兩膝如氷此皆心火不降狀類寒水宜加寒藥下之三五次則火降水升寒化自退然而舉世皆同執迷至死易素二書棄如朽壞良可悲夫故處其方必明病之標本達藥之所能通氣之所宜而無加害者可以制其方也已所謂標本者先病而為本後病而為標此為病之本末也標本相傳先當救其急也又云六氣為本三陰三陽為標蓋為病藏病最急也又云六氣為胃之本假若胃熱者胃為標熱為本也處其方者當除胃中之熱是治其本也故云六氣乃以

甚者爲邪衰者爲正法當瀉甚補衰以平爲期養正
除邪乃天之道也爲政之理補賤之義也大凡治病
明知標本按法治之何必謀於衆陰陽別論曰謹熟
陰陽無與衆謀標本病傳論知標知本萬舉萬當不
知標本是謂妄行至眞要大論曰知標知本用之不
殆明知逆順正行無問不知是者不足以言診適足
以亂經故大要曰粗工嘻嘻以爲可知言熱未已寒
病復起同氣異形迷診亂經此之謂也夫標本之道
要而博小而大可以言一而知百言標與本易而弗
損察本與標氣可令調明知勝復爲萬民式天之道

畢矣天元紀大論曰至數極而道不惑可謂明矣所
謂藥之巧能者溫涼不同寒熱相反燥濕本異云
前已言之矣斯言氣也至於味之巧能如酸能收甘
能緩辛能散苦能堅鹹能軟酸屬木也燥金主於散
落而木反之土濕主於緩而水勝之故能然也若能
燥濕而堅火者苦也易曰燥萬物者莫熯乎火凡物
燥則堅也甘能緩苦急而散結甘者土也燥能急結
故緩則急散也辛能散抑散結潤燥辛者金也金主
散落金生水故也況抑結散則氣液宣行而津液生
也藏氣發時論曰腎苦燥急食辛以潤之開腠理致

津液通氣也鹹能軟堅鹹者水也水潤而柔故勝火之堅矣此五臟之味也其爲五味之本也淡也淡胃土之味也胃土者地也地爲萬物之本胃爲一身之本天元紀大論曰在地爲化化生五味故五味之本淡也以配胃土淡能滲泄利竅夫燥能急結而甘能緩之淡爲剛土極能潤燥緩其急結令氣通行而致津液滲泄也故消渴之人其藥與食皆宜淡劑至真要大論曰辛甘發散爲陽酸苦涌泄爲陰鹹味涌泄爲陰淡味滲泄爲陽六者或散或收或緩或急或燥或潤或堅或軟所以利而行之調其氣也本草云藥

有三品上品爲君主養命小毒以應天中品爲臣主養性常毒以應人下品爲佐使主治病大毒以應地不在三品者氣毒之物也凡此君臣佐使者所以明藥之善惡也處方之道主治病者爲君佐君者爲臣應臣之用者爲佐使適其病之所根有君臣佐使奇偶小大之制明其歲政君臣脉位而有逆順反正主療之方隨病所宜以施用其治法多端能備所用者良工也寒者熱之熱者寒之溫者清之清者溫之結者散之散者收之微者逆而制之甚者從而去之燥者潤之濕者燥之堅者軟之軟者堅之急者緩之客

者除之留者却之勞者溫之逸者行之驚者平之衰
者補之甚者瀉之吐者下之摩之益之薄之劫之開
之發之灸之刺之適足爲用各安其氣必清必淨而
病氣衰去臟腑和平歸其所宗此治之大體也陰陽
應象論曰治不法天之紀不明地之理則災害至矣
又六節藏象論曰不知年之所加氣之所衰不可以
爲功也今集諸經驗方附于篇末

神白散　治真陰素被損虛多服金石等藥或嗜炙
煿鹹物遂成消渴

桂府滑石六兩　甘草乙兩生用

右爲細末每服三錢溫水調下或大渴欲飲冷者
新汲水尤妙

猪肚丸　治消渴消中

猪肚乙枚　黄連五兩　括蔞四兩　麥門冬四兩去心　知母四兩如無以茯苓代之

右四味爲細末納猪肚中線縫安置甑中蒸極爛熟就熱於木臼中搗可丸如硬少加蜜丸如桐子大每服三十丸漸加至四五十丸渴則服之如無木臼以沙盆中用木杵研亦可以爛爲妙矣

葛根丸　治消渴消腎

葛根三兩　括蔞三兩　鉛丹二兩　附子一兩
者炮去皮臍用
右四味擣羅爲細末煉蜜爲丸如梧桐子大毎服
十丸日進三服治日飲碩水者春夏去附子
胡粉散　治大渴百方療不瘥者亦治消腎
鉛丹　胡粉各半兩　括蔞一兩半　甘草二兩
半炙　澤瀉　石膏　赤石脂　白石脂
已上各半兩
右八味爲細末水服方寸匕日三服壯者一匕半
一年病一日愈二年病二日愈渴甚者二服腹痛

者救之如丸服亦妙每服十丸多則腹痛也

三黃丸　主治男子婦人五勞七傷消渴不生肌肉婦人帶下手足發寒熱者

春三月　黃芩四兩　大黃二兩　黃連四兩

夏三月　黃芩六兩　大黃一兩　黃連一兩

秋三月　黃芩六兩　大黃二兩　黃連三兩

冬三月　黃芩三兩　大黃五兩　黃連二兩

右三味隨時加減擣爲細末煉蜜和丸如大豆大每服五丸日三服不去者加七丸服一月病愈嘗試有驗矣

人參白术散

治胃膈癉熱煩滿不欲食或癉成爲消中善食而瘦或燥鬱甚而消渴多飲而數小便或熱病或恣酒色誤服熱藥者致脾胃真陰血液損虛肝心相搏風熱燥甚三焦腸胃燥熱怫鬱而水液不能宣行則周身不得潤濕故瘦瘁黄黒而燥熱消渴雖多飲而水液終不能浸潤於腸胃之外渴不止而便注爲小便多也叔世俗流不明乎此妄爲下焦虛冷誤死多矣又如周身風熱燥鬱或爲目瘴癰疽瘡瘍上爲喘嗽下爲痿痺或停積而濕熱内甚

不能傳化者變水腫腹脹也凡多飲數溲爲瀉多食數溲爲消中肌肉消瘦小便有脂液者爲消腎此世之所傳三消病也雖無所不載以内經者之但燥熱之微甚者也此藥兼療一切陽實陰虚風熱燥鬱頭目昏眩風中偏枯酒過積毒一切腸胃澁滯壅塞瘡癬痿痺并傷寒雜病煩渴氣液不得宣通并宜服之

人參　白术　當歸　芍藥

大黄　山梔子　澤瀉　已上各半兩

連翹　瓜蔞根　乾葛　茯苓

已上各一兩　官桂　木香　藿香、
各一分　寒水石二兩　甘草二兩
石膏四兩　滑石　盆硝　各半兩

右爲粗末每服五錢水一盞生薑三片同煎至半盞絞汁入蜜少許溫服漸加十餘錢無時日三服或得臟腑䟽利亦不妨取効更妙後却常服之或兼服消痞丸似覺腸胃結滯或濕熱內甚自利者去大黃芒硝

人參散

治身熱頭痛或積熱黃瘦或發熱惡寒蓄熱寒戰

或膈痰嘔吐煩熱煩渴或燥濕瀉痢或目疾口瘡或咽喉腫痛或風昏眩或蒸熱虛汗肺痿勞嗽一切邪熱變化真陰損虛並宜服之

石膏乙兩　寒水石二兩　滑石四兩

甘草二兩　人參半兩

右為細末每服二錢溫水調下或冷水亦得

三消之論劉河間之所作也因麻徵君寓汴梁暇日訪先生後裔或舉教醫學者即其人矣徵君親詣其家求先生平昔所著遺書乃出三消論氣宜病機三書未傳于世者文多不全止取三消論於卷首增寫

六位藏象二圖其餘未遑潤色即付友人穆子昭子昭乃河間門人穆大黄之後也時寬官于京師方且告因徵君欲因是而惠之由是余從子昭授得一本後置兵火遂失其傳偶於鄉人霍司承君祥處復見其文然傳寫甚誤但依倣而錄之以貽後之學者詳為刊正云時甲辰年冬至月錦溪野老書續方柏亭

東久亭寺僧悟大師傳經驗方

治飲水百盃尚猶未足小便如油或如杏色服此藥三五日小便大出毒歸于下十日永除根本此方令子和辯過云是重劑可用悟公師親驗過矣

水銀四錢　錫二錢用水銀研成砂子　牡礪乙兩
蜜陀僧乙兩　知母乙兩　紫花苦參乙兩
貝母乙兩　黃丹半兩　瓜蔞根半斤
右爲細末男子用不生兒猪肚一箇內藥婦人用獖猪肚一箇麻線縫之新瓦一合繩繫一兩遭米一升更用瓜蔞根末半斤却於新水煑熟取出放冷用砂盆內研爛就和爲丸如猪肚丸法用之

儒門事親卷之十三

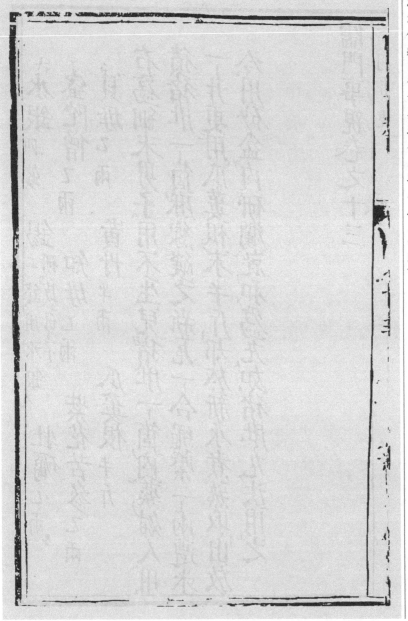

儒門事親卷之十四

戴人張子和著
新安吳勉學校

扁鵲華佗察聲色定死生訣要

病人五臟已奪，神明不守，聲嘶者死。

病人循衣縫，譫語者，不可治。

病人陰陽俱絕，掣衣撮空，妄言者死。

病人妄語錯亂及不能言者，不治；熱病者可治。

病人陰陽俱絕，失音不能言者，三日半死。

病人兩目眥有黃色起者，其病方愈。

病人面黄目青者至期而死重出在下文
病人面黄目赤不死赤如衃血者死
病人面黄目白者不死白如枯骨者死
病人面黄目黑者不死黑如炲死
病人面黑目青者不死
病人面目俱黄者不死
病人面青目白者死
病人面黑目白者不死
病人面赤目青者六日死
病人面黄目青者九日必死是謂亂經飲酒當風邪

大腸經膽氣妄泄目則爲靑雖天救亦不可生
病人面赤目白者十日死憂恚思心氣內索面色反
好急棺槨
病人面白目黑者死此謂榮華已去血脉空索
病人面黑目白者八日死腎氣內傷病因留積
病人面靑目白者五日死
病人着牀心痛短氣脾氣內竭後百日復愈能起彷
徨因坐於地其上倚牀能治此者也
病人耳目鼻口有黑色起入于口者必死
病人目無精光若土色不受飮食者四日死

病人目精光及牙齒黑色者不治
病人耳目及顴頰赤者死在五日中
病人黑色出于額上髮際直鼻脊兩顴上者亦死在五日中矣
病人黑色出天中下至上顴上者死
病人及健人黑色若白色起入目及鼻口者死在三日中矣
病人及健人面忽如馬肝色望之如青近之如黑者必死矣
病人面黑直視惡風者死

病人面黑唇青者死

病人面青唇黑者死

病人面黑兩脇下滿不能自轉反者死

病人目不回直視者一日死

病人頭目久痛卒視無所見者死

病人陰結陽絕目睛脫恍惚者死

病人陰陽竭絕目眶陷者死

病人眉系傾者七日死

病人口如魚口不能復閉而氣出多不反者死

病人臥遺尿不覺者死

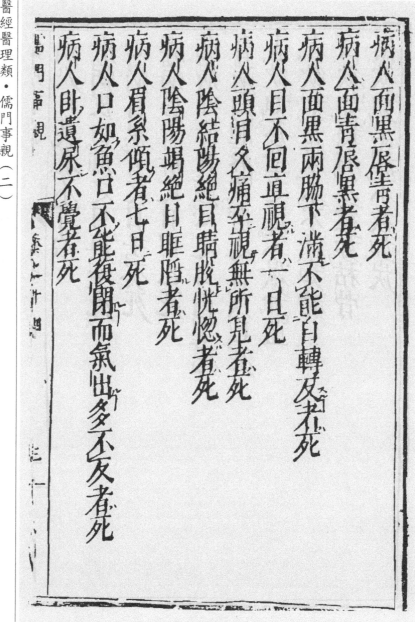

病人尸臭者不可治
肝病皮白肺之日庚辛死
心病目黑腎之日壬癸死
脾病唇青肝之日甲乙死
肺病頰赤目腫心之日丙丁死
腎病面腫唇黄脾之日戊己死
青欲如蒼璧之澤不欲如藍
赤欲如帛裹朱不欲如赭
白欲如鵝羽不欲如枯骨
黑欲如黑漆不欲如炭

黄欲如羅裹雄黄不欲如黄土

目赤色者病在心白在肺黑在腎黄在脾青在肝黄色不可名者病在胸中

診目病赤脉從上下者太陽病也從下上者陽明病也從外入内者少陽病也

診寒熱瘰癧目中有赤脉從上下至瞳子見一脉一歲死見一脉半一歲半死見二脉二歲死見二脉半二歲半死見三脉三歲死

診牙齒痛按其陽明之脉來太過者獨熱在右右熱熱在左左熱熱在上上熱熱在下下熱

診血者脈多赤多熱多青多痛多黒多黄多痺多赤多黒多青皆見者寒熱身痛面色微齒垢黄爪甲上黄疸也安臥少黄赤脈小而濇者不嗜食

診百病死生訣第七

診傷寒熱盛脈浮大者生沉小者死傷寒已得汗脈沉小者生浮大者死

温病三四日已下不得汗脈大疾者生脈細小難得者死不治

温病穰穰大熱其脈細小者死千金穰穰作時行

温病下利腹中痛甚者死不治

濕病汗不出出不至足者死厥逆汗出脈堅彊急者
生虛緩者死
溫病二三日身體熱腹滿頭痛食如故脈直而疾者
八日死四五日頭痛腹痛而吐脈來細強十二日死
八九日頭不疼身不痛目不變色不變而反利脈來
喋喋按之不彈手時時心下堅十七日死
熱病七八日脈不軟一作喘不散一作數者當有瘖
瘖後三日溫汗不出者死
熱病七八日其脈微細小便不利加暴口燥脈代舌
焦乾黑者死

熱病未得汗脉盛躁疾得汗者生不得汗者難瘥
熱病已得汗脉靜安者生脉躁者難治
熱病已得汗大熱不去者亦死
熱病已得汗熱未去脉微躁者慎不得刺治
熱病發熱熱甚者其脉陰陽皆竭慎勿刺不汗出必
下利
診人被風不仁痿蹷其脉虛者生堅急疾者死
診癲病虛則可治實則死
診癲癇脉實堅者生脉沉細者死
又癲疾脉得大滑者久而自已其脉沉小急實不可

療小堅急者亦不可療也
診頭痛目痛久視無所見者死
診人心腹積聚其脉堅強急者生虛弱者死又實強者生沉者死其脉大腹大脹四肢逆冷其人脉形長者死腹脹滿便血脉大時絕極下血小疾者死
腸澼便血身熱則死寒則生
腸澼下白沫脉沉則生浮則死
腸澼下膿血脉懸絕則死滑大則生
腸澼之屬身熱脉不懸絕滑大者生懸濇者死以臟期之

腸澼下膿血脉沉小留連者生數疾且大有熱者死
腸澼筋攣其脉小細安靜者生浮大緊者死
洞泄食不化不得留下膿血脉微小連者生緊急者死
洩注脉緩時小結者生浮大數者死
䘌蝕陰注其脉虛小者生緊急者死
欬嗽脉沉緊者死浮直者浮軟者生小沉伏匿者死
欬嗽羸瘦脉形堅大者死
欬脫形發熱脉小堅急者死肌瘦下脫形熱不去者
必死
欬而嘔腹脹且洩其脉弦急欲絕者死

吐血衄血脉滑小弱者生實大者死
汗若衄其脉小滑者生大躁者死
吐血脉緊強者死滑者生
吐血而欬上氣其脉數有熱不得卧者死
上氣脉數者死謂損形故也
上氣喘息低昻其脉滑手足温者生脉澁四肢寒者必死
上氣面浮腫肩息其脉大不可治加利必死
上氣注液其脉虚寧伏匿者生堅強者死
寒氣上攻脉實而順滑者生實而則逆澁者死太素云寒

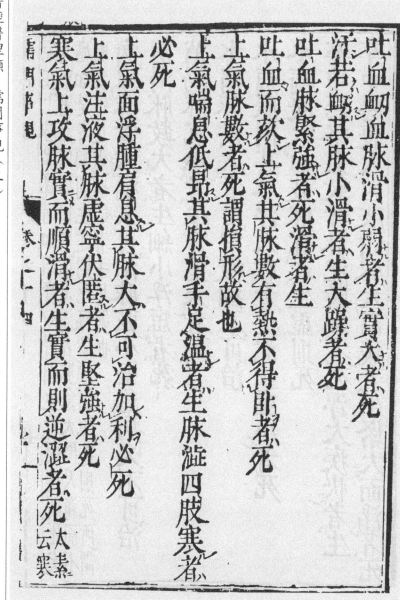

氣在上脉滿實何如曰實而滑則生實而逆則死矣其形盡滿何如曰舉形盡滿者脉急大堅尺滿而不應知是者順則生逆則死何謂順則生逆則死所謂順者手足溫也逆者手足寒也

病癉脉實大病久可治脉弦小堅急病久不可治

消渴脉數大者生細小浮短者死

消渴脉沉小者生實堅大者死

水病脉洪大者可治微細不可治

水病脹閉其脉浮大軟者生沉細虛小者死

水病腹大如鼓脉實者生虛則死

卒中惡咯血數升脉沉數細者死浮大疾快者生

卒中惡腹大四肢滿脉大而緩者生緊大而浮者死

緊細而微亦生

瘡腰脊強急瘈瘲皆不可治

寒熱瘈瘲其脈代絶者死

金瘡血出太多其脈虚細者生數實大者死

金瘡出血脈沉小者生浮大者死

斫瘡出血一二升脈來大二十日死

斫刺俱有病多少血出不自止者其脈來大者七日死

死滑細者生

從頭頓仆内有血腹脹滿其脈堅強者生小弱者死

人爲百藥所中傷脈澁而疾者生微細者死洪大而

遲者生千金遲作速
人病甚而脉不調者難治脉洪大者易瘥
人内外俱虚身體冷而汗出微嘔而煩擾手足厥逆
體不得安靜者死脉實滿手足寒頭熱春秋生冬夏
必死矣
老人脉微陽羸陰強者生脉大而加息者死陰弱陽
強脉至而代期月而死
尺脉濇而堅爲血實氣虚也其發病腹痛逆滿氣上
行此爲婦人胞中絶傷有惡血久成結瘕得病以冬
時黍穄赤而死

尺脉細而微者血氣俱不足細而來有力者是穀氣不足病得節輙動棗葉生而死此病秋時得之左手寸口脉偏動乍大乍小不齊從寸至關關至尺三部之位其脉動各異不同其人病仲夏得之此脉桃花落而死

右手寸口脉偏沉伏乍小乍大朝浮大而暮沉伏浮大即太過上出魚際沉伏即下不止關中往來無常時復來者榆華枯而死

右手尺部脉三十動一止有須臾還二十動止乍動乍踈連連相因不與息數相應其人雖食穀猶不

愈藥草生而死

右手尺部脉四十動而一止止而復來來逆如循張弓弦絙絙然如兩人共引一索至立冬死

病機

諸風掉眩皆屬於肝甲乙木也木鬱達之

諸寒收引皆屬於腎壬癸水也水鬱泄之

諸氣膹鬱皆屬於肺庚辛金也金鬱折之

諸濕腫滿皆屬於脾戊己土也土鬱奪之

諸痛痒瘡瘍皆屬於心丙丁火也火鬱發之

諸熱瞀瘛皆屬於火

諸厥固泄皆屬下　下謂下焦肝腎氣也夫守司於下腎之氣也門戶束要肝之氣也故厥固泄皆屬下也厥謂氣逆也固謂禁固也諸氣逆上行反謂固不禁出入無度燥濕不恆皆由下焦主守也

諸病喘嘔皆屬於上　上謂上焦心肺氣也炎熱薄爍承熱分化肺之氣也熱鬱化上故病屬上焦

諸禁鼓慄如喪神守皆屬於火　熱之內作

諸頸項強皆屬於濕　太陽傷濕

諸逆衝上皆屬於火　炎上之性用也

諸脹腹大皆屬於熱　熱鬱於內肺脹於上

諸躁狂越皆屬於火　熱盛於胃及四末也

諸暴強直皆屬於風陽內鬱而陰行於外

諸病有聲鼓之如鼓皆屬於熱

諸熱胕腫疼酸驚駭皆屬於火

諸轉反戾水液渾濁皆屬於熱反戾筋轉也水液小便也

諸病水液澄澈清冷皆屬寒上下所出及吐出溺出

諸嘔吐酸暴注下迫皆屬於熱

故大要曰謹守病機各司其屬有者求之無者求之盛者責之虛者責之必先五勝踈其血氣令其調達而致和平此之謂也五勝謂五行更勝也

標本運氣歌

少陽從本爲相火本陰從本濕上坐厥陰從中火是家陽明從中濕是我太陽少陰標本從陰陽二氣相包裹風從火斷汗之宜燥與濕兼下之可萬病能將火濕分徹開軒岐無縫鎖

辯十二經水火分治法

膽與三焦尋火治肝和包絡都無異脾肺常將濕處求胃與大腸同濕治惡寒表熱小膀溫惡熱表寒心腎熾十二經最端的四經屬火四經濕四經有熱有寒時攻裏解表細消息濕同寒火同熱寒熱到頭無

兩說六分分來半分寒寒熱中停真浪舌休治風傍
治燥治得火時風燥了當解表時莫攻裏當攻裏時
莫解表表裏如或兩可攻後先内外分多少敢謝軒
岐萬世恩爭奈醯雞笑天小

治病

不讀本草焉知藥性專泥藥性決不識病假饒識病
未必得法識病得法工中之甲

六陳

藥有六味陳久爲良狼茱半橘枳實麻黄

十八反

本草名言十八反半蔞貝蘞及攻烏藻戟遂芫俱戰草諸參辛芍叛藜蘆

運氣歌

病如不是當年氣看與何年運氣同只向某年求治法方知都在至真中

五不及

坎丁三土五中一七癸九是火宮勝復都來十上位誰知臟腑與營同

斷病人生死

靈樞經云人有兩死而無兩生陽氣前絕陰氣後竭

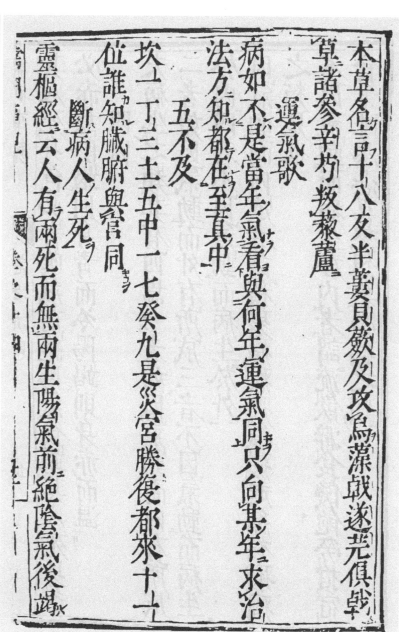

其人死身色必青陰氣前絕陽氣後竭其人死身色必赤故陰竭則身青而冷陽竭則身赤而溫

四因

夫病生之類其有四焉一者始因氣動而內有所成二者始因氣動而外有所成三者不因氣動而病生於內四者不因氣動而病生於外

因氣動而內成者謂積聚癥瘕瘤氣癭起結核癲癇之類是也

不因氣動而病生於內者謂流飲澼食饑飽勞損宿食霍亂悲恐喜怒想慕憂結之類

不因氣動而病生於外者謂瘴氣賊魅蟲蛇蠱毒伏蜚食鬼擊衝薄墜墮風寒暑濕斫射刺割捶朴之類也如此四類有獨治内而愈者有兼治内而愈者有獨治外而愈者有兼治外而愈者有先治内後治外而愈者有先治外後治内而愈者有須解毒而攻擊者有須無毒而調引者凡此之類方法所施或重或輕或緩或急或收或散或潤或燥或軟或堅方士之用見解不同各擅己心好丹非素故復問之

五苦六辛

五苦六辛從來無解盖史家闕其疑也一日麻徵君

以此質疑于張先生先生亦無所應行十五里忽然有所悟欣然廻告于麻徵君以爲五苦者五臟爲裏屬陰宜用苦劑謂苦涌泄爲陰六辛者六腑爲表屬陽宜用辛劑謂辛甘發散爲陰此其義也徵君大服其識鑒深遠鑿昔人不傳之妙故曰知其要者一言而終不知其要者流散無窮

儒門事親卷之十四

儒門事親卷之十五

戴人張子和著
新安吴勉學校

瘡瘍癰腫第一

治蠼螋瘡

良薑 白芨 瀝青 已上各等分

右爲細末嚼芝蔴水同熬爲膏入冷水共定用緋絹片火熨斗作膏藥貼瘡上

又方千年石灰 茜根燒灰

右爲細末用冰調雞翎塗上

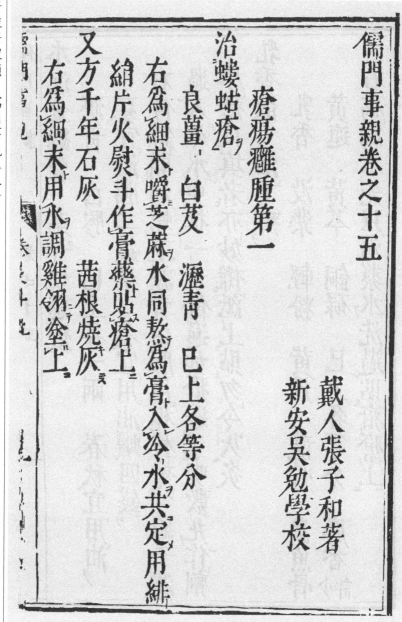

水沉金絲膏　貼一切惡瘡

瀝青　白膠　已上各一兩　春秋宜用油

夏宜油臈二錢半　冬宜用油蠟四錢

右件鎔開油蠟下瀝青白膠用槐枝攪勻綿子濾過入冷水中扯一千餘遍如瘡透了喫數丸作劑於瘡口填者亦妙攤紙上貼勿令火炙

乳香散　治下疳

乳香　没藥　輕粉　黄丹　龍骨　烏魚骨

黄連　黄芩　銅碌　已上各等分　麝香少許

右爲細末先以溫漿水洗過貼疳瘡上

治蛇傷方

右用蒲公英科根作泥貼于傷處用白麵膏藥貼之大効

紫金丹 治疔瘡

白礬 四兩　黄丹 二兩

右用銀石器内鎔礬作汁下丹使銀釵子攪之令紫色成也用文武火無令太過不及如有瘡先以週圍挑破上藥用唾津塗上數度着無令瘡乾其瘡潰動取疔出也兼瘡顔色紅赤為効如藥末成就再杵碎炒令紫色

治疔瘡　生蜜與隔年葱一處研成膏

右先將瘡週廻用竹鍼刺破然後用瘡藥於瘡上攤之用緋絹蓋覆如人行二十里覺疔出然後以熱醋湯洗之

千金托裏散　治一切發背疔瘡

連翘乙兩二錢　黄蓍乙兩半　厚朴二兩　川芎乙兩

防風一兩　桔梗一兩　白芷乙兩　芍藥乙兩

官桂乙兩　木香三錢　乳香三錢半　當歸半兩

没藥三錢　甘草乙兩　人參半兩

右爲細末每服三錢用酒一椀盛煎三沸和滓溫服膏子貼之

二聖散 治諸瘡腫

黄丹二兩 白礬二兩飛

右爲細末每服乾摻瘡口上後用保生錠子捏作餅子貼之

保生錠子

巴豆四十九箇文武火燒熟另研 金脚信二錢 雄黄三錢

輕粉半匣 硇砂二錢 麝香二錢

右件爲末用黄蠟一兩半化開藥將和成錠子冷

水浸少時取出旋捏作餅子如錢眼大將瘡頭撥破每用貼一餅子次用神聖膏藥封貼然後服托裏散若瘡氣透裏危者服破棺散用神聖膏貼之

神聖膏藥　貼治一切惡瘡

當歸半兩　沒藥三錢　白芨二錢半　乳香三錢

藁本半兩　琥珀二錢半　黃丹四兩　木鱉子五箇去皮

膽礬乙錢　粉霜乙錢　黃蠟二兩　白膠三兩

巴豆二十五箇去皮　槐柳枝一百二十條各長二把　清油乙斤

右件一處先將槐柳枝下油內煮焦取出次後下其餘藥物煮得極焦亦撈出却將油澄清再熬成

膏子用緋絹上攤貼之

破棺丹

大黄一兩半　甘草二兩　荆三稜一兩半　山梔子二兩半　牽牛末廿兩

右爲細末煉蜜爲丸如彈子大每服半丸食後酒半盞研化服之忌冷水

三聖散　治臁瘡疔瘡搭手背疽等瘡

葱白一斤　馬莧一斤　石灰一斤

右三味濕擣爲團陰乾爲細末貼瘡如有死肉者宜先用潰死肉藥

潰死肉藥方

炊飯尖半兩各三等　一等半兩入巴豆二箇

一等半兩入巴豆三箇　一等半兩入巴豆五箇各燃

作白錠子

右先用二巴豆納瘡如不潰再用納三巴豆又不潰用五巴豆者更用丹砂炒紅色摻瘡口追出清水其惡肉未盡至追出赤水是惡肉盡更用三臺散貼之用膏藥傳之

治臁瘡久不愈者

用川烏頭黄蘗各等分爲末用唾津調塗紙上貼

之大有効矣

治一切惡瘡方

以芙蓉葉貼之或爲細末貼之亦妙

又方　用臘月人中白燒灰油調塗瘡疥上

又方　以尾松不拘多少陰乾爲末先用槐枝葱白

湯洗之過摻之立効灸瘡久不斂者更妙

又方　以蒲公英搗之貼一切惡瘡諸刺

替鍼丸　治一切惡瘡

川烏二錢　草烏二錢　五靈脂二錢

輕粉一分　粉霜一分

又方 加班猫二十箇去足翅用 巴豆二十箇去皮用

右將二件爲末，研令勻，次入輕粉、粉霜，研勻，又入班猫、巴豆，以水調糊爲錠子。如作散，是謂針頭散。

懸蔞散 治發背惡瘡。

懸蔞一箇 大黃一兩 金銀花一兩 當歸半兩 皂角刺一兩

右剉碎，用酒一椀，煎至七分，去滓，温服。如有頭者，加黍粘子。

治附骨癰及一切惡瘡，

當歸半兩 甘草一兩 山梔子十箇 木鱉子一箇

右爲細末每服三五錢冷酒調服之

治諸惡瘡

白殭蚕直者　大黄二味各等分

右爲細末生薑自然汁與蜜同和爲劑丸如彈子大每服一丸細嚼

治惡瘡死肉錠子

巴豆乙錢去皮油　五靈脂半兩　黄丹二錢飛

加枯白礬乙錢

右爲細末以糊和丸錠子入瘡内用之

當歸活血散治瘡瘍未發出内痛不可忍及婦人

產前後腹痛

當歸二錢　沒藥一錢半　乳香半錢　白芍藥二錢

瘡瘍者加人參木香婦人加赤芍藥

右為細末每服一錢水一中盞煎至七分和滓溫服日三服婦人酒煎瘡既發不須用

薰惡瘡方

紫花地丁一名米布袋收

右取根曬乾用四箇半頭塼壘成爐子燒着地丁用絡埿塼一枚蓋了使令塼眼內煙出薰惡瘡出黃水自愈

治蛇瘡

用蒲公英科根作泥貼于傷處用白膏藥封之

接骨散　并治惡瘡

金頭蜈蚣乙個　金色自然銅半兩燒紅醋碎研為細末用之

乳香二錢為細末用之　銅錢重半兩者取三文或五文燒紅醋研碎細末

金絲水蛭乙錢半每箇作三截瓦上煿去氣道為度　沒藥三錢研細

右為細末如瘡腫處津調半錢塗立止痛如身得出膿先用粗藥末少許小油少半匙同打勻再入少半匙再打勻又入前藥接骨散半錢再都用銀釵子打成膏子用雞翎掃在瘡腫處立止痛天明

一、病自破便効如打折骨頭并損傷可用前項接骨散半錢加馬兜苓末半錢同好酒一大盞熱調連滓温服如骨折損立接定不疼如不折了喫了藥立便止住疼痛此方屢經効驗不可具述服藥覷可以食前服食後服又外用接骨藥

陳爛麻根兩把羊耳朶乙對　亂絲一握多者更妙

右取肥松節劈碎約量多少先放三兩根於新甎上都於上外三味在上燒着存性就碾爲末如生再燒研爲度後入五靈脂或半兩如痰入好乳香少許和藥如茶褐色爲度用布條子約纏一遭先

攤小黄米粥匀上撒上藥末匀纏定折處上又用軟帛三五重上又竹箄子纏勒得緊慢得中初三日換上一次再後五日換一次又七日再換上一次無有不接者

赤龍散　消散一切腫毒

用野葡桃根紅者去粗皮爲末新水調塗腫上頻掃新水

便癰方　本名血疝

牡礪　大黄　甘草已上各半兩　懸蔞乙箇

右酒浸露一宿服之以利爲度

又方　冬葵子爲末酒調下三兩服

又方　皂角不蛀者燒過陰乾爲末酒調服立效皂角子七箇水調服之亦效

又方　胡桃七箇燒過陰乾研爲末酒調服之不過三服大效

又方　生蜜米粉調服休喫飯利小便爲度

治瘡無頭者

蛇退皮於腫處貼之

又方　皂角刺燒灰陰乾

右爲末毎服三錢酒調嚼葵菜子三五箇前藥送

下大効

生肌斂瘡藥

白斂　定粉各等分　黄丹少許

右同爲細末洗淨瘡口乾貼之

治諸瘡水度腫者

生白礬末水調塗之自消

接骨藥

銅錢半兩醋浸淬焦燒研爲末　木香乙錢　自然銅乙錢

射香少許

右爲極細末如在上食後每服三匙頭嚼丁香一

枚乳香一粒無灰酒一小盞在下食前如不折其藥友出服罷其痛不可當勿疑待一日如骨未接再服如前老者十餘日少者不過五七日

萬聖神應丹出箭頭

莨菪科（一名天仙子取著中一科根本枝葉花實全者佳）

右於端午日前一日持不語尋見莨菪科言道先生你却在這裏那道罷用柴灰自東南爲頭圍了用木椑子搬取了根遇迴土次日端午日未出時依前持不語用鑊口一鑊取出土用淨水洗了不令雞犬婦人見於淨室中以石臼搗爲泥丸如彈

于大黃丹爲衣以紙袋封了懸於高處陰乾如有人着箭不能出者用緋絹盛此藥訖放臍中用綿褁肚繫了先用象牙末於瘡口上貼之後用前藥如瘡口生合用刀子利開貼之

治凍瘡

臘月雀腦子燒灰研細小油調塗凍瘡口上

又方

以正黃蘗爲細末用乳汁調塗瘡口上

又方

以山藥少許生於新瓦上磨爲泥塗瘡口上

治手足裂

白芨不以多少爲末水調塗裂處

治面上瘡

用鐵子底黑煤於小油中以匙打成膏子攤在紙上貼瘡神効

治金瘡血不止

用白薇末貼之立止

善應膏藥

黃丹二斤　南乳香另研　沒藥另研　當歸

木鱉子生用　白斂生用　白礬生用　官桂三寸

杏仁生　白芷已上各乙兩　新柳枝各長一斤

除黃丹乳沒等外八件用芝蔴油五斤浸一宿

用鐵鍋內煎令黄色藥不用次入黄丹鍋內柳條攪令黄色方可掇下用柳枝攪出大煙入乳沒勻令冷傾在磁盆內候藥硬用刀子切作塊油紙裹

接骨丹

五靈脂 乙兩　茴香 乙錢

右二味為細末另研乳香為細末於極痛處摻上用小黄米粥塗了後用二味藥末摻於上再用帛子裹了用木片子纏了少壯人三日效老者五六日見效矣

治癧如聖丸

黄蘗 黄芩 黄連 防風 已上各半两
白殭蚕乙两 全蝎三分 輕粉半錢
右爲細末羊蹄根汁浸蒸餅爲丸如梧桐子大毎服二三十丸嚼羊蹄根汁送下随病人上下分食前後又羊蹄汁塗癬

治小兒癬雜瘡
白膠香 黄蘗 輕粉
右爲細末羊骨髓調塗癬上

治瘰癧方
班猫去頭翅足 赤小豆 白殭蚕 苦丁香

白丁香　磨刀泥

右各等分爲細末十歲已上服一錢二十已上服二錢五更用新汲水一盞調下比至辰時見効女人小便見赤白色三兩次男子於大便中見赤色白色爲効當日服白粘粥不得喫別物大忌油膩患三四者只一服七八年者再一服

玉餅子　治瘰癧一切惡瘡軟癤

右用白膠一兩磁器内鎔開去滓再於磁開後以萆麻子六十四箇作泥入膠内攪勻入小油半匙頭柱點水中試硬軟添減膠油如得所量瘡大小

以緋帛攤膏藥貼之一膏藥可治三五瘡

又方治瘰癧

小龍肚腸一條炮乾　鱉殼裙襴炮　川練子五箇

牡礪　大黄　牛蒡子燒存性　皂角子五十箇

右爲細末蒸餅爲丸如菉豆大每服十五丸食後

艾湯下日三服

又方將臘月猪糞用新瓦兩箇合在内外用鹽泥固

濟燒成灰以小油調塗瘡口上

又方取小左盤龍不以多少爲末陳米飯搜和得所

丸如梧桐子大每服三五十丸却用陳米湯送下

治眉煉頭瘡

小麥不以多少燒灰黑色存性爲末以小油調塗瘡上

治小兒疣瘡

羊糞敖湯洗去痂用屋懸煤炒羅爲末以小油塗瘡上

聖靈丹　治打撲肭損痛不可忍者

乳香三錢另研　烏梅五箇去核細切焙乾爲末　白萵苣子二兩八錢炒黄搗爲末　白米一捻另研細末

右再入乳鉢内研數百下煉蜜爲丸如粟大細嚼

熱湯下病在上食後在下食前

出黶方

右用蕎麥稭一擔不爛者燒灰存性入石灰半升同灰一磨過令火減然後以熱水霖灰窩淋下灰水用鐵器內煮以篠起攪成膏子於黶上點自出或先以草莖刺破亦可

又方桑柴灰石灰淋汁熬成膏草莖刺破點以新水沃之忌油膩等物

燒湯火方

多年廟上蚴與走獸爲末小油調塗燒湯火瘡

又方生地黄汁入小油蠟同熬成膏磁器内盛用雞翎掃盪處

又方培上青苔燒灰小油調塗燒燙處

治燒燙方

生地黄旋取新者爛搗取自然汁入小油黄蠟少許銀石器中熬成膏子用雞翎掃瘡上

又方血餘灰用臘猪脂調塗

又方寒水石燒過爲細末水調塗之

袪瘤方

砒　硇砂　黄丹　雄黄　粉霜　輕粉

已上各等一錢 班猫二十箇生用 朱砂乙錢
乳香三錢 沒藥乙錢
同研為末粥糊為丸捏作碁子樣爆乾先灸破瘡頂三炷為則上以瘡藥餅蓋上用黄蘗末以水調貼之數日自然乾枯落下

又方以銅碌為末草刺破瘤摻在上以膏藥塗之

治頭面生瘤子用蛛絲勒瘤子根三二日自然退落

乳香散 貼杖瘡腫痛

大黄 黄連 黄蘗 黄芩 已上各三錢
乳香另研 沒藥另研已上各乙錢 腦子少許

右四味爲細末，後入三味，冷水調勻，攤於緋絹上，貼瘡上。

治癬瘡

馬明退燒灰三錢　輕粉少許　乳香少許

右研爲細末，先以溫漿水洗淨，乾摻之。

治癬瘡久不愈者

海浮石燒紅醋淬數次　金銀花

右海石二停，金銀花一停，同爲細末，每服二錢半，如茶一般，日用二服。瘡在上，食後；在下，食前服。如病一年，服藥半年則愈。

瀉肺湯　治肺癰喘急坐卧不安

桑白皮剉炒　甜葶藶隔紙焙　各乙兩

右二味粗末每服三錢水一盞煎至六分去滓食後溫服以利為度

桔梗湯　治肺癰吐膿

桔梗剉炒乙兩半　甘草炙剉半兩

右為粗末每服六七錢水二盞煎至半盞去滓空心服須臾吐膿立愈

黄蘗散　治鵰窠徽腰等瘡

黄蘗　白芨　白斂　已上各等分　黄丹少許

右爲細末涼水調塗

口齒咽喉第二

地龍散 治牙痛

地龍去土 玄胡索 蓽撥 已上各等分

右爲細末每用一字用綿子裹隨左右痛於耳內塞之大效

牙宣藥

蓽撥 胡椒 良薑 乳香另研 麝香 細辛

青鹽 雄黃 已上各等分

右爲細末先以溫漿水刷淨後用藥末於痛處擦

追出頑涎休吐了嗽數十次痛止忌油膩一二日

仙人散

地骨皮二兩酒浸二宿　青塩乙兩　黍粘子乙兩半炒

細辛乙兩酒浸

右爲細末入射香少許毎用一字臨卧擦牙茶酒嗽良久吐出

又方　石膏　細辛　栁樾　已上各等分

右爲末擦之

治牙疳

米二停　鹽一停　盆礆　射香少許　白礬

右相合水拌勻紙包裹燒黒爲末貼瘡上立愈

治牙痛

口含氷水一口用大黄末紙撚蘸左右痛處鼻内任之立止

又方

韶粉二錢　好朱砂乙錢

右爲末每用少許擦痛處

又方

好紅豆二錢　花鹹少許

右爲末隨牙痛處左右鼻内搐之

又方

華細辛去苗　白茯苓去皮　川升麻

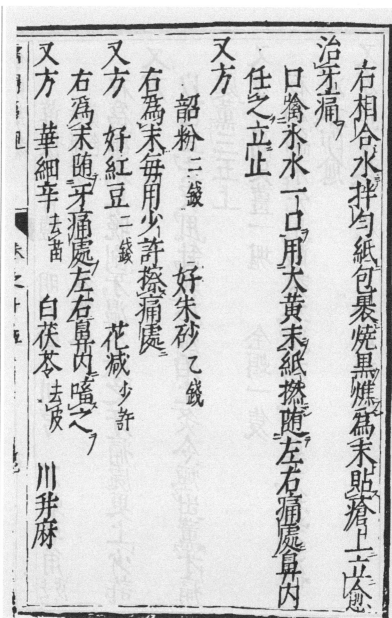

華撥　青鹽　明石膏　川芎　不蛀皂角（去皮弦酥炙黃色）　已上各等分

右爲細末早晚刷牙溫水嗽之牙痛處更上少許

又方

以巴豆去皮用針刺於燈焰上炙令煙出薰牙痛處薰三五上

又方　高良薑一塊　全蝎一隻

右爲細末先用酸漿水嗽牙次用藥末擦之流下涎水即愈

又方治牙疼　花　牙坑痛立止

又方　枯白礬執　之

治走馬咽痺

右用巴豆去皮以綿子微裹隨左右塞於鼻中立透如左右俱有者用二枚

又方

用生白礬研細塗於綿針上按於喉中立破綿針以榆條上用綿纏作棗大是也

又一法如左右喉痺於頂上分左右頭髮用手挽拔之剨然有聲立効此法年幼時常見鄭六嫂救人甚多不得其訣近與子正話及方得其傳

又一法以馬勃吹咽喉中立止

治喉痺

大黄　朴硝　白姜蚕

右件同爲細末水煎量虛實用以利爲度

口瘡方

白礬一兩飛至半兩　黄丹一兩炒紅色放下再炒紫色爲度

右二味爲細末摻瘡上立愈

目疾證第三

治倒睫拳毛

將川山甲以竹箄子刮去肉用羊腰窩脂去皮膜

仍將川山甲於炭上炙令黄色用脂擦去山甲上如此數遍令酥爲末隨左右眼嗡鼻内嗡一字一月餘見效

又方

木鱉子三箇乾炒　木賊乙百二十節　地龍二條去土

赤龍爪乙百二十箇則勾刺針也

右爲細末摘去倒睫每日以紙撚蘸藥嗡之一日三五次

又方

穿山甲炮　地龍皮去　蟬殼　五倍子等分已上各

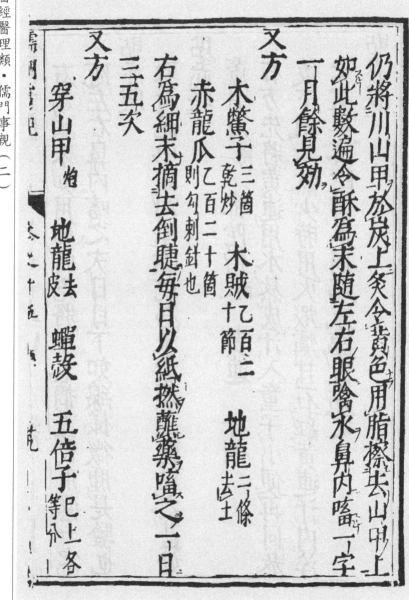

右爲細末如用藥時先將拳毛摘盡後用藥一字随左右鼻内嗃之次日目下如線樣微腫是驗也

貼赤眼

取青泥中蛆淘净曬乾爲末赤眼上乾貼之甚妙

貼赤瞎

蘆甘石二兩　密陀僧一兩　黄連　朴硝

右方先將黄連用水熬成汁入童子小便再同熬後下硝又熬少時用火煆爐甘石紅黄連汁内淬七次與密陀僧末同爲末臨卧貼之

貼赤眼

銅碌　輕粉　牙硝　腦子少許　麝香

右爲細末，乾貼之。

截赤眼方

黄連　緑礬　杏子　甘草　銅碌各等分

右爲粗末，水煎，洗，甚效。

碧霞丹　治赤眼暴發，并治赤瞎。

銅碌　白土　芒硝

右件各分爲末，丸如皂子大，每用白湯研化一丸，洗之立效。

汾州郭助教家神聖眼藥

蕤仁乙兩 金精石二兩 銀精石二兩 爐甘石四兩
燒 赤石脂乙兩 滑石二兩 密陀僧二兩 高良
薑三兩 秦皮乙兩 黃丹乙兩飛過 銅綠三錢 硇砂
三錢 硼砂乙錢半 乳香三錢 盆硝少用 青塩
腦子 射香 已上并少用之
右用東流水三升先入蕤仁次下餘味等白沙蜜
一斤熬至二升以線絹細濾過澄清入煎藥攪之
勻點大效

視星膏

白沙蜜一斤揀去蜜滓可秤十四兩 蜜陀僧乙兩金色者研極細

水淘可得六七錢　新桃笲子四兩去皮心半乾半炒

右用臘雪水五升，與蜜銘調入藥，與桃笲子同貯於磁瓶中，以柳木塞瓶口，油絹封勒，於黑豆鍋中熬，從朝至暮，仍用柳棒閣瓶，防傾側，用文武火，另添一鍋豆水，滚下旋於另鍋中，取水添之，熬成，用重綿濾滓，却入瓶中，用井水浸三兩日，埋在雪中，更妙，頻點為上。

復明膏　治外障

白丁香臘月收者尤佳，水飛，秤八錢　揀黃連一兩　防風去苗，剉一指許一兩　新柳枝方一寸者三片右好四味用新水一升半雪水更妙春秋雨三時冬月一宿以銀石器内煎至六分濾去滓另用蜜一斤密陀僧研極細末三字入蜜攪勻另煎以無滲匙挑點下蜜中急攪候沸湯定一人攪蜜一人旋又攪藥汁都下在内攪勻再煎三兩沸色稍變用新綿三兩重濾去滓盛器内點眼如常本方每藥半合用片腦一麥粒大不用亦可

錠子眼藥

黃丹飛一兩　黃蘗去皮半兩　黃連去鬚半兩　枯白礬半兩　爐甘石半兩用黃連製　銅碌半兩　硇砂三錢

川烏炮三錢 乾薑二錢 蝎梢一錢 信半錢火

乳香少許 沒藥少許

右爲細末，入豆粉四兩，泥蜜和就，如大麥許鋌子，於眼大眥頭，待藥化淚出爲効。

治冷淚目昏

密蒙花 甘菊花 杜蒺藜 石決明 木賊去節 白芍藥 甘草各等分

右爲細末，茶清調下一錢，服半月後加至二錢。

又方

乾薑肥者，爲末，每用一字，浸湯點洗。

又方

貝母一枚膩白者 胡椒七粒

爲末點之。

単治目昏

荊芥穗　地骨皮　楮實　已上各等分

右爲細末煉蜜爲丸桐子大毎服二十丸米湯下

治一切目昏

川椒乙斤微炒揀取取紅納取四兩　甘菊花四兩末之

生地黄乙斤取新者杵作泥攪爛

右將地黄泥與前藥末同和作餅子透風處陰乾再爲末以蜜爲丸如梧桐子大毎服三十丸食後茶清送下

洗眼黄連散

當歸　赤芍藥　黄連　黄栢　各等分

右細剉，以雪水或甜水濃煎汁，熱洗，能治一切風毒赤目。

諸物入眼中

好墨清水研，傾入眼中，良久即出。

點攀睛瘀肉

黄丹乙兩，二錢水飛過，泣乾。　白礬乙兩，銀器內化成汁。

右將白礬於銀器內化成汁，入黄丹末在內，以銀匙兒攪勻，更入乳香、没藥各一錢，慢火不住手攪，令枯乾爲粉，候冷，研極細，熟絹羅過，後入鷹條一

錢半血竭二分射香少許輕粉三分粉霜二分共研極匀如粉再以熟絹羅過細末點之大有神効

青金散

芒硝一兩 螺青 没藥 乳香 已上各少許

右爲細末每用少許鼻内嗃之

治雀目

真正蛤粉炒黄色爲細末

右油蠟就熱和爲丸如皂子納於猪腰子中麻纏蒸熟食之可配米粥

頭面風疾第四

治䵟䵴風刺方

苦參乙斤　紅芍藥　冬苽　二味各四兩

玄參乙兩

右爲末，每用一字，用手洗面上。

洗面上䵟藥

右用豬蹄一副，刮去黑皮，切作細片，用慢火熬如膏，粘，用羅子濾過，再入鍋内，用蜜半盞，又用

白芷　黑豆去皮　瓜蔞乙箇　白芨　白蘞

苓苓香　藿香　各一兩　鵝梨二箇細切

右將七味藥爲末，同梨入藥一處，再熬，滴水不散

方成以絹濾過臨臥塗面次日用漿水洗面

治面風

益母草灰麺湯和燒七遍洗面用之

治面默黑斑點方

白附子一兩　白芷　白蘞　密陀僧　胡粉

白茯苓　已上各等分

右為細末洗面臨臥以乳汁調一錢塗面但洗光

淨牛乳亦可

治頭風

苦丁香　川芎　藜蘆　各等分

右爲細末口噙水鼻内嗃之

芎黃湯　治頭目眩運

大黃　荊芥穗　貫芎　防風　已上各等分

右爲粗末大作劑料水煎去滓服之以利爲度

耳聾方　萆麻子五十箇去皮

右與熟棗一枚同搗丸如棗子大更入小兒乳汁就和每用一丸綿裹納於聾耳内覺熱爲度一日一易如藥難丸日中曝乾

又方口噙甘草一枚耳中塞二塊用綿裹立通

腦宣方

皂角不蛀者去皮弦子蜜炙搥碎水中揉成濃汁熬成膏子鼻内噴之口中咬筯良久涎出爲度

治耳底方

以枯白礬爲末塡於耳中立効

治鼻中肉螻蛄

赤龍爪　苦丁香　已上各三十箇

苦葫蘆子不以多少　射香少許

右爲末用紙撚子點藥末用之

胑臭方

烏魚骨三錢　枯白礬三錢　蜜陀僧乙錢

右爲末先用漿水洗其處後用藥末擦之

又方蜜陀僧不以多少研細先以漿水洗其處乾擦

烏頭藥

細針沙炒　蕎麵炒　已上各一盞

大麥亦同　釅醋半升與前二味打糊

凡用先使皂角水熱洗净時前二味糊稀稠得所於髭鬢上塗之均勻先用荷葉包次用皮帽裹之三五時辰用温漿水洗了却收取元針沙其髭髮净後用黑藥塗之黑藥方

沒食子　石榴皮　乾荷葉另搗　已上各一兩

五倍子　柯子皮　百藥煎　金絲礬

碌礬（另研旋點諸藥）

右將七味爲細末炒熟麵五六匙入好醋打麵糊和藥末再塗鬓髮又用荷葉封裹後用皮帽裹之三五時間洗淨甚黑若更要黑光用猪膽搽水澤洗如鴉翎

又方　酸石榴　五倍子　芝蔴葉

右同杵碎用絹袋盛之於鉄器内水浸掠髮自黑

治大頭瘟病兼治喉痺方歌曰

人間治疫有仙方　一兩殭蚕二大黄

薑汁爲丸如彈大　井花調蜜便清凉

又法　以䤵針刺腫處出血立効

治時氣

馬牙硝　寒水石　黍粘子　鬼臼　川大黄

鬼箭草　已上各等分　腦子少許

右六味爲細末用新井花水一盞藥末一二錢入

腦子于喫外一半留用新水得稠雞翎掃在腫處有

風凉處坐

解利傷寒第五

雙解丸

巴豆六箇去皮油　天麻二錢半　胭脂少許

右將巴豆天麻爲末滴水丸如秫米大胭脂爲衣一日一丸二日二丸三日三丸巳外不解先喫冷水一口後用熱水下如人行十里以熱湯投之

又一法無藥處可用兩手指相交緊扣腦後風府穴向前禮百餘拜汗出自解

又一法適於無藥處初覺傷寒傷食傷酒傷風便服太和湯百沸湯是避風處先飲半椀或以虀汁亦妙以手揉肚覺恍惚更服半椀又用手揉至恍惚更服以至厭飫心無所容探吐汗出則已

不卧散

川芎一兩半　石膏七錢半　藜蘆半兩去土

甘草二錢半生

右為細末口噙水鼻內各嗃之少時喫白湯半椀

汗出解之

川芎湯　解利一切傷寒

川芎　藁本　蒼朮

右三件為細末沸湯點三錢須臾覺嘔逆便解如

不解再服之

諸腰脚疼痛第六

皂角膏

右用醇酒二大椀皂角一斤去皮弦搗碎熬至一半沸去滓再用前汁入銀石器熬爲膏子隨痛處貼之

治腰脚疼痛方

天麻　細辛　半夏　已上各二兩

右用絹袋二箇各盛藥三兩煮熟交牙熨痛處汗出則愈

牛黄白朮丸　治腰脚濕

黑牽牛　大黄　各二兩　白朮乙兩

右爲細末滴水丸桐子大每服三十丸食前生薑湯下如要快利加至百丸

婦人病證第七

如聖丹　治婦人赤白帶下月經不來

枯白礬　蛇床子　已上各等分

右爲末醋打麵糊丸如彈子大以胭脂爲衣綿子裹納於陰戶如熱極再換

詵詵丸　療婦人無子

當歸　熟地黃　已上各二兩　玄胡索

澤蘭　已上各一兩半　川芎　赤芍藥

白薇　人參　石斛　牡丹皮　已上各一兩
右爲末醋糊爲丸每服五十丸桐子大空心酒下
當歸散　治月經欲來前後腹中痛
當歸以米醋微炒　玄胡索生用　沒藥另研　紅花生用
右爲末溫酒調下二錢服之
治産婦横生　萆麻子三十箇
研爛婦人頂上剃去髮少許以上藥塗之須臾覺
腹中提正便刮去藥却於脚心塗之自然順生也
治血崩　蚕沙不以多少
右爲末每服三五錢熱酒調下服

又方　管仲去鬚剉碎
或用酒醋煎三錢煎至七分去滓温服一服立止
當歸散　治血崩
當歸乙兩　龍骨乙兩燒赤　香附子三錢炒
椶毛灰半兩
右爲細末空心米飲調下三四錢忌油膩雞猪魚
兎等物
蓮殻散
乾蓮蓬燒灰存性　椶櫚皮及毛各燒灰已上各半兩
香附子二錢炒

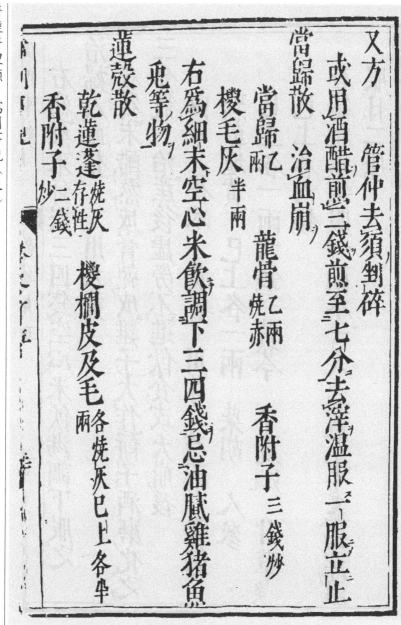

右為細末每服三四錢空心米飲湯調下服之

治婦人血枯　川大黄

右為末醋熬成膏就成雞子大作餅子酒磨化之

三分散　治產後虛勞不進飲食或大崩後

白朮　茯苓　黄耆　川芎　芍藥　當歸

熟乾地黄　已上各一兩　柴胡　人參

已上各一兩六錢　黄芩　半夏洗切　甘草炙

已上各六錢

右為粗末每服一兩水一大盞煎至半盞去滓溫

服日二服

治產後惡物上衝痞結大小便不通

芒硝　蒲黃　細墨　各等分

右爲末用童子小便半盞水半盞調下服之

治婦人產後虛弱和血通經

當歸焙乙兩　芍藥二兩　香附子三兩炒

右爲細末每服一二錢米飲調下服之無時

治婦人產後惡物不出上攻心痛

赤伏龍肝　竈底焦土研細

用酒調三五錢瀉出惡物立止

治娠婦下痢膿血及咳嗽

白朮　黄芩　當歸　各等分

右爲末每服三五錢水煎去滓食前加桑皮止嗽

百花散

治婦人産中欬嗽

黄蘗　桑白皮用蜜塗慢火炙黄色爲度　二味各等分

右爲細末每服一二錢水一盞入糯米二十粒同煎至六分以款冬花燒灰六錢攪在藥内同調温服之

治婦人吹妳

以樺皮燒灰存性熱酒調下三錢食後服之

又方

馬明退燒灰五錢　輕粉三錢　射香少許

右爲細末每服二錢熱酒調下服之

又方 以皂角燒灰蛤粉和熱酒將來調數字下得

喉嚨笑呵呵

又方 以淘米木杓上砂子七箇酒下以吹帚枝透

乳孔甚妙

欬嗽痰涎第八

九仙散

九尖萆麻子葉三錢　飛過白礬二錢

右用猪肉四兩薄批碁盤利開摻藥二味荷葉裹

文武火煨熟細嚼白湯送下後用乾食壓之

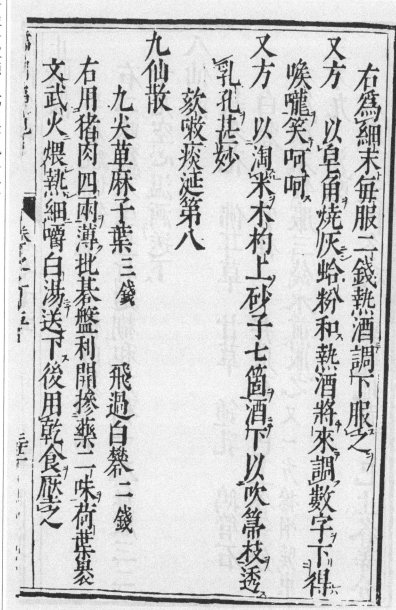

止嗽散

半夏乙兩半湯洗七次　枯白礬四兩

右二味爲末生薑打麵糊和丸桐子大每服三二十丸空心温酒送下

八仙散

款冬花　佛耳草　甘草　鍾乳　鵝管石

白礬　官桂　井泉石　已上各等分

右爲細末每服三錢水煎服之又一方摻咽喉中

三才丸　治嗽

人參　天門冬去心　熟乾地黄　已上各等分

右爲細末煉蜜爲丸如櫻桃大含化服之

三分茶

茶二錢　蜜二兩　蕎麥麵四兩

右以新水一大椀約打千餘數連飲之飲畢良久下氣不可停人喘自止

石膏湯　治熱嗽

石膏亂文者一兩　人參半兩去蘆　甘草半兩炙

右爲末每服三錢新水或生薑汁蜜調下亦可

三生丸　治嗽

胡桃仁乙兩　生薑乙兩去皮細切　杏仁乙兩

右二味同研爲泥就和作劑可得十三四丸臨睡爛嚼一丸可數服即止

化痰延壽丹

天麻半兩　枸杞子二兩半　白礬乙兩半半生半熟

半夏乙兩半湯洗七次用　乾生薑乙兩　人參乙兩

右爲細末好糯酒拌勻如砂糖用蒸餅劑蒸熟去皮杵臼搗四五十杵便丸如乾入酒三二點丸如小豆大每服三五十丸生薑湯下

半夏湯　治噦欲死者

半夏乙兩洗　生薑二兩

右二味細切水二盞煎至八分去滓作二服食後

治肺痿喘嗽　漢防己

右為細末每服三錢漿水一盞同煎至七分和滓

溫服之

治年高上氣喘促睡臥難禁

右蘿蔔子搗羅為末白湯浸調五七錢食後服之

或炒或用糖蜜作劑為丸服之

麻黃湯　治因風寒衣服單薄致嗽

麻黃不去節　甘草生用　杏仁生用

右為粗末每服三錢水煎食後溫服

心氣疼痛第九

失笑散　治急心痛并男子小腸氣

五靈脂半兩　蒲黃半兩炒

右為末每服三錢醋半盞煎二沸再入水半盞再煎二沸空心食前和滓溫服之

又方　醋一盞加生白礬一小塊如皂子大同煎至七分溫服立愈

又方　高良薑半兩　山梔子半兩　蔚金半兩

又方　以新嫩槐枝一握切去兩頭水二盞煎至一盞去滓分作二服熱服之

又方 没藥 乳香 薑黃 玄胡索已上各等分

右爲末每服三錢水煎食後服之

小腸疝氣第十

抽刀散

川練子乙兩破四分巴豆三箇同炒黃色去巴豆用之

茴香乙兩鹽炒黃色去鹽用之

右爲細末每服三錢葱白酒調下空心服之

治陰癀不可忍

吳茱萸二兩洗七遍焙乾微炒 檳榔乙兩 茴香乙兩

右爲細末醋糊爲丸熱酒送下十丸食前服之

治偏墜　茴香　甘遂

右二味各等分為末酒調二錢食前服之

又方　巴戟去心　川楝炒　茴香炒

各等分為末溫酒調二錢服之

治小兒疝氣腫硬

地龍不去土　為末唾津調塗病處

治小腸氣痛

全蝎一兩　茴香一兩炒黃

右為細末醋糊和丸如梧桐子大如發時每服五

七十丸溫酒送下食前服之

治小便渾濁如精之狀

沒藥　木香　當歸　已上各等分

右爲末以刺棘心自然汁爲丸如梧桐子大每服五七丸食前鹽湯下

治小便頻滑數不禁

知母　黃蘗　已上各等分

右剉碎酒浸透炒微黃爲末水丸梧桐子大如服藥前一日休喫夜飯來日空心立服米飲湯下二百丸只用一服効後喫淡白粥一頓

蕩疝丹

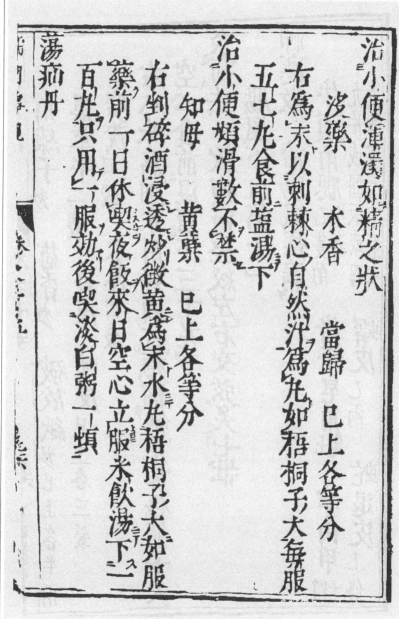

川練子炒　茴香炒　破故紙炒已上各半兩
黒牽牛二錢　青皮　陳皮已上各三錢
廣茂四錢　木香四錢
右八味爲細末用好酒打麪糊爲丸如梧桐子大
空心食前温酒下三五十丸

灸痔法　放痔邊堅紋左右交弦灸七壯

腸風下血第十一

神應散　治腸風痔漏
牛頭角腮乙隻酥炙者　猪牙皂角七錠　穿山甲四十
九片或圓取或四方取或一字取之　蝟皮乙兩　蛇退皮乙條

右五味銼碎，盛在小口磁器內，鹽泥固定，日中曝乾，瓶口微露出烟，用文武火燒紅赤，烟微少取出，放冷爲細末。如服藥日，先一日臨卧細嚼胡桃仁半箇如糊，用溫醇糯酒一盞送下，不語便睡。至次日交五更服藥。驗病年月遠近，或秤三錢、五七錢，用冰半大碗、醇糯酒半大盞相合，熱和藥服之。至辰時再服。

又一服，再依前服藥，不須用胡桃仁。久病不過七服。忌油膩、魚、鼈、雞、兎、猪、犬等物。大有神効。

溫白丸　治臟毒下血。

椿根白皮凡引者去粗皮酒浸晒乾服

右為末棗肉為丸如梧桐子大每服三五十丸淡酒送或酒糊丸

治脫肛痔瘻

胡荽子一升　乳香少許　粟糠半升或一升

右先泥成爐子止留一小眼可抵肛門大小不令透煙火薰之

治脫肛

蔓陀羅花子　蓮殼一對　橡椀十六箇

右搗碎水煎三五沸入朴硝熱洗其肛自上

治痔漏下血不止

紫皮蒜十箇獨科者妙　大椒六十箇　豆豉四兩

右搗爛爲泥丸彈子大空心細嚼一丸鹽湯下日進三服効

治痔漏

白牽牛頭末四兩　沒藥一錢

右同爲細末如欲服藥先一日不食晚飯明日空心將獖猪精肉四兩燒令香熟薄批摻藥末在内裹之漸又細嚼食盡然後用宿蒸餅壓之取下膿血爲効量病大小虛實加減服之忌油膩濕麵酒

色三日外不息一服必効或用淡水煮肉熟用上
法亦可又云服前一日不食午飯并夜飯明日空
心用之

又方　黒白牽牛一合炒黄為末猪肉四両切碎炒
熟與藥末攪匀只作一服用新白米飯三二匙壓
之取下白虫為効

又坐藥黒鯉魚鱗二三甲以薄綿裹如棗核樣納
之痛即止

浄固丸　治痔漏下血痒痛

槐花炒　枳殻去穰　已上各一両

右爲細末醋糊爲丸如梧桐子大每服二十丸米飲湯下空心食前十服見効

黄連貫衆散　治腸風下血

黄連　雞冠花　貫衆　大黄　烏梅已上各乙兩

甘草三錢炙　枳殼炮　荆芥已上各乙兩

右爲細末每服二三錢温米飲調服食前

槐荆丸　治痔漏

荆芥槐花等分爲末水煎一大椀服丸亦可爲之

又方　豆豉炒　槐子炒　各等分

右爲末每服一兩水煎空心下

薰渫藥　鳳眼草　赤皮葱　椒

三味擣粗同擦水滚過坐盆令熱氣薰得但通手

渫之如此不過三次愈矣

小兒病證第十二

治小兒脾疳　蘆薈　史君子　已上各等分

右爲細末米飲調下一二錢服之

玉筋散　治小兒馬脾風

甘草一寸煎水　甘遂末一字

右同油蜜生薑銀釵兒攪調下後用冷水半盞調

奪命散

奪命散 治小兒胸膈喘滿

檳榔 大黃 黑牽牛 白牽牛 各等分皆當各半生熟用之

右爲細末蜜水調服之

治小兒斑瘡入眼

麩炒蒺藜炙甘草 羌活防風等分搗

每服二錢漿水下 撥雲見日直到老

治瘡疹黑陷

鐵腳威靈仙 一錢炒末 腦子一分

右爲末用溫水調下服之取下瘡痂爲効

治小兒黄瘦腹脹　乾雞糞一兩　丁香末一錢
右爲末蒸餅爲丸如小豆大每服二十丸米湯下

黄連散　治小兒頭瘡
川黄連　黄蘗（去粗皮用）　草决明　輕粉（上各等分）
右爲細末用生小油調藥於瘡上塗之立愈

治斑瘡倒靨方
胡桃一箇（燒灰存性）　乾胭脂三錢
右爲末用胡荽煎酒調下一錢服之

又方　人牙燒灰存性研入射香少許每服三錢溫
酒調下少許服之不拘時

又方　小豬兒尾尖取血三五點研入腦子少許新水調下食後與服之

又方　人中白臘月者最佳通風處以火煆成煤末調三五錢陷者自出

消毒散　治瘡疹已未出咽喉腫痛

牛蒡子二兩炒　甘草半兩剉炒　荊芥乙分

右為粗末每服三錢水一盞半煎至七分去滓温服不拘時

治小兒斑瘡入眼

豬懸蹄甲二兩甘鍋內塩泥固濟燒焦為末用　蟬殼二兩去土取末乙兩

羚羊角（鎊為細末研之用）

右二味為末研入羚羊角細末一分拌勻每用一字百日外兒服半錢三歲已上服三錢新水或溫水調下月三四服夜一二服一年已外則難治之

又方　透耳藥

朱砂（乙錢）　粉霜（八分）

右研為細末水調少許用匙杓頭須一兩點於耳內中後用

白菊花　菉豆皮　穀精草　夜明沙

右四味為末用米泔半椀熬減去滓入乾柿十餘

箇再同熬每白喫三兩箇仍飲煮乾柿湯

又方　治小兒斑瘡入眼

朱砂　腦子　水銀　射香　已上各等分

右四味研爲細末用水銀調滴入耳中

發北藥　珠子七箇研碎用新水調勻服之

破傷風邪第十三　陰毒傷寒亦附於此

辰砂奪命丹

鳳凰臺　川烏頭生已上各二錢　射香少許　朱砂少許

右爲細末棗肉和爲丸如彈子大朱砂爲衣酒送下量病人年甲虛實加減用之小兒半丸以吐

爲度不止以葱白湯解之

治破傷風

病人耳塞并爪甲上刮末唾津調塗瘡口上立効

無瘡口者難用

治破傷風

烏梢尾乙箇　兩頭尖四箇　全蝎四箇

右三味爲細末另用石灰五升柴灰五升沸湯五升淋灰水澄清下藥熬之鉄鍋器內攪成膏子加稠用唾津調先用漿水洗凈瘡口後塗藥即時藥口出黄水一日以新水漱口即愈

又方　天南星半生半熟　防風去蘆二味各等分

右爲末清油調塗瘡上追去黄水爲驗

又方　白芷生用　草烏頭尖生用去皮二味等分

右爲末每用半錢冷酒一盞入葱白少許同煎服之如人行十里以葱白熱粥投之汗出立愈甚者不過二服

又方蜈蚣散

蜈蚣頭　烏頭尖　附子底　蝎稍四味各等分

右爲細末每用一字或半字熱酒調下如禁了牙關用此藥斡開灌之

治陰毒傷寒破傷風

草烏頭七箇文武火燒熟去牙頭　麝香半錢　朱砂一錢

右為細末每服一字以熱酒調下食前服之汗出為度忌猪兔魚鱉粘羖肉

治陰毒病者

用芥末以新水調膏藥貼臍上汗出為效

又方牡礪乾薑末新水調塗手心握外腎汗出為効

諸風疾證第十四

不老丹　治一切諸風常服烏髭注顏明目延年

蒼朮四斤米泔水浸軟竹刀子刮去皮切作片子內一斤用椒三兩去目炒黃去椒

乙斤鹽三兩炒黃去鹽乙斤好醋一升煮之盡

乙斤好酒乙升煮令泣盡

何首烏二斤米泔水浸軟竹刀子刮去皮切作片子用瓦甑蒸先鋪黑豆三升乾棗二升上放何首烏上更鋪棗二升黑豆三升用炊單覆著上用盆合定候豆棗香熟取出不用棗豆

地骨皮去粗皮重二斤

右件於石臼內搗爲細末後有槌汁搜和如軟麵劑相似磁盆內按平上更用槌汁藥上高三指用紗綿帛覆護之晝取太陽夜取太陰使乾再搗羅爲細末煉蜜和丸如梧桐子大空心温酒下六十丸忌五辛之物

四仙丹

春甲乙採杞葉　夏丙丁採花
秋庚辛採子　冬壬癸採根皮
右爲末以桑椹汁爲丸每服五十丸茶清酒任下

起死神應丹　治癱瘓四肢不舉風痺等疾

麻黄去根節河水五升熬去滓可成膏二五斤　白芷二兩　桑白皮三兩　蒼朮二兩去皮　甘松二兩去土　川芎三兩
苦參三兩半　加浮萍二兩
已上各爲細末用膏子和丸如彈子大每服一丸温酒一盞化下臨臥服之微汗出勿慮如未安隔三五日再服手足即時軟快及治卒中風邪涎潮

不利小兒驚風服之立效

愈風丹

芎藭　川芎　白殭蠶炒　桔梗　細辛去葉

羌活　已上各半兩　麻黄去節　防風去蘆

白芷　天麻　全蝎炙已上各乙兩　甘草二錢

南星半兩生薑製用　朱砂半兩為衣

為末煉蜜丸如彈子大每服一丸細嚼茶酒吞下

香芎散　治偏正頭風

貫芎　香附子炒　石膏亂紋者良水飛　白芷

甘草　薄荷已上各乙兩　一方川烏頭半兩炮去臍皮用之

右爲細末每服二錢溫酒或茶清調下服之

妙功十一丸　治癎

丁香　木香　沉香　乳香　射香　荆三稜炮　廣茂炮　黒牽牛微炒　黄連　雷丸炒　鶴虱炒　胡黄連　黄芩　大黄焙　陳皮　青皮　雄黄　熊膽　甘草炙各二錢半　赤小豆三百六十粒煮　白丁香直尖者三百六十箇　輕粉四錢　巴豆七粒

右二十三味爲細末赤小豆爛煮研泥同蕎麵打糊和作十一丸朱砂爲衣陰乾服時水浸一宿化一丸大便出隨病各有形狀取出爲驗或作化一

醫不可再服曾經火炙者不治遠年愈效

朱砂滚涎散　治五癇

朱砂水飛　白礬生用　赤石脂　消石已上各等分

右同爲細末研蒜膏如丸菉豆大每服三十丸食後荆芥湯下

又方　朱砂不以多少水飛研爲細末

右用猪心血浸蒸餅爲丸如菉豆大每服二十丸空心金銀湯下之

治諸風疥癬及癩

浮萍一兩　荆芥　川芎　甘草　麻黄已上各半

或加芍藥　當歸
右爲粗末每服一兩水一椀入葱白根豆豉同煎
至一半無時服汗出爲度
治癩塗眉法
半夏生用　羊糞燒　已上各等分
右爲末生薑自然汁調塗
五九散　治癩
地龍去土　蟬殼　白殭蚕　凌霄　全蝎
已上各等九箇
右同爲末只作一服熱酒調下浴室中汗出粘臭

氣衰爲効

苦參散　治癘風

苦參取頭末二兩　猪肚一箇

右以苦參末摻猪肚內用線縫合隔宿煮軟取出洗去元藥先不喫飯五頓至第二日先飲新水一盞後將猪肚食之如吐了再食之食罷待一二時用肉湯調無憂散五七錢取出小虫一二萬為効後用皂角一斤不蛀者去皮弦及子搥碎用水四椀煮至一椀用生絹濾去滓再入苦參末攪熟稀麵糊膏子相似取出放冷後入餘藥相和藥附後

何首烏二兩　防風乙兩半　芍藥五錢
人參三錢　當歸乙兩焙
右為細末入皂角膏子為丸如桐子大每服三五十丸溫酒或茶清送下不拘時候日進二三服後用苦參荊芥麻黃煎湯洗之

水腫黃疸第十五

治通身黃腫

苽蔕焙乾三四錢

右為細末每用半字於鼻內吹止日一度併吹二三日如不愈後用黃芩末之煎湯五錢下

治蠱氣

取環腸草不以多少曝乾水煎利小便爲度

治黃疸面目遍身如金色

瓜蒂乙十四箇　母丁香乙箇　黍米四十九粒

右先擣瓜蒂爲末次入二味同爲細末每用半字夜卧令病人先含水一口兩鼻內各半字吐了水令病人便睡至夜或明日取下黃水旋用熟帛揾了直候取水定便服黃連散病輕者五日重半月

黃連散　治黃疸大小便秘澁壅熱

黃連三兩　川大黃乙兩剉碎醋拌炒過用之　黃芩　甘草

矢　各一兩

右爲細末每服二錢食後温水調下一日三服

治水腫不利小便非其法也故内經云濕氣在上以苦吐之濕氣在下以苦瀉之吐瀉後長服益元散加海金沙煎以長流水服之則愈矣大忌腳膝上針刺出水取一時之効後必死矣尤忌房室濕麪酒醋鹽味犯之必死

木通散　治水腫

海金沙　船上茴香　巴戟　大戟　甘遂

芫花　木通　滑石　通草　已上各等分

右爲細末每服三錢以大麥麵和作餅子如當一二錢大爛嚼生薑湯送下

下痢泄瀉第十六

治痢

紫菀　桔梗　赤芍藥　白朮　已上各等分

右爲細末每服三五錢細切羊肝拌之作麵角兒燒服之後用白湯送下食前

治痢

杜蒺藜炒碾爲末酒調下三兩服

香豉丸　治痢

燕窩泥　豉爲末

右二味相和作丸如梧桐子大米飲湯下五七十丸食前服之

治大人小兒吐瀉腹脹胸膈痞悶

五靈脂　青皮　陳皮　硫黄　芒硝已上各等分

右將硝黄於銚子內以文武火鎔開用匙刮聚自然結成砂子取出研碎與前三藥同末麵糊爲丸如菉豆大小兒麻子黄米大每服二十丸量虛實加減米飲湯送下無時

又方治瀉　車前子不以多少右爲細末每服二錢

米飲湯調下服之水穀分吐瀉止

諸雜方藥第十七

治消渴　揀黄連二兩八九節者良

右剉如㕮咀以水一椀煎至半椀去滓頓服立止

百日還丹

佛茄子　樟柳根　已上各等分

爲末枸杞汁和丸如雞頭大每服十丸新水送下

酒癥丸

巴豆十六箇　全蝎十五箇　雄黄乙塊　白麵五兩

右爲末滴水丸如豌豆大每一丸如痛飲者二丸

立應丸 治臟腑泄痢膿血不止腹中疼痛

乾薑一兩炮另末 百草霜一兩 巴豆連皮一兩炒用

杏仁一兩同巴豆和皮炒黑色杵為泥後入霜研用

右用黃臘四兩鎔開臘次入前四味用鐵器攪勻旋丸桐子大每服三五丸甘草湯下白痢用乾姜湯下食前若水瀉温水下

反胃 黃蘗末熱酒調三五錢食後服之

治小便多滑數不禁

金剛骨為末以好酒調下三錢服之

又方 白茯苓去黑皮 乾山藥去皮白礬水内湛過慢火焙乾用之

右二味各等分爲細末稀米飲調下服之

治卒淋痛

芫花散三錢　茴香二錢微炒黄色

右爲細末水煎服之

治研方

以水調白麵稀稠得所糊餅上以紙封之明日便乾如不曾破者剥去麵便行

治大便秘

生麻子不以多少研爛水調服之

生劑治大便久秘攻之不透者用之

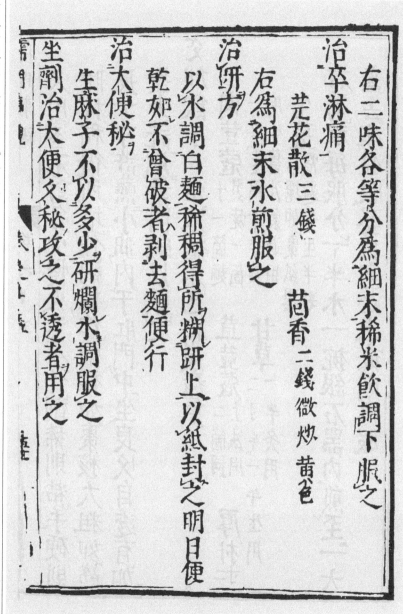

又用蚕不計多少慢火熬令作劑稀則粘手硬則脆稀稠得所堪作劑搓作劑樣如棗核大粗如筯長一寸許蘸小油內于肛門中坐良久自透有如塩少許以素問鹹以軟之

交加飲子　治久瘧不已山嵐瘴氣

肉荳蔻十一箇麪裹煨一箇　草荳蔻二箇同上法用　厚朴二寸一半生用一半熟用生薑汁製過用　甘草二寸半一半生用一半炙用

生薑二塊如棗紙裹煨過半生半熟

右爲末每服分一半水一椀銀石器內煎至一大盞去滓溫服發日空心未愈則再服

大真丸　補虛損

佛袈裟男用女女用男以新水四擔洗盡血水以酒煮爛爲泥

葳靈仙乙兩　當歸半兩　硇砂乙兩　蓮子肉二兩炒熟

乾地黄酒浸乙兩　廣茂半兩　甘草二兩　牡丹皮乙兩

牛膝酒浸乙兩　木香半兩　白朮乙兩　白茯苓乙兩

右爲細末與君主同搗羅爲細末酒浸蒸餅爲丸如梧桐子大每服三五十丸三進日服

取雕青

水蛭取陰乾爲末先以白馬汗擦青處後用白馬

汗調藥塗之

治蚰蜒入耳中

右用猫尿灌耳中立出取猫尿用盆盛猫以生薑搽牙大妙

又方 黒驢乳灌耳中亦出

又方 以湿生虫研爛塗於耳邊自出

辟穀絶食第十八

辟穀方

大豆五升洗淨蒸三遍去皮為細末 大麻子五升湯浸一宿漉出蒸三遍令口開去皮為細末用 糯米五升淘淨同白茯苓一處蒸熟用之

白茯苓五兩去皮同上糯米一處蒸熟爲用

右將麻仁末一處搗爛如泥漸入豆黃末同和勻便團如拳大再入甑蒸從初更着火至平後夜住火至寅時出甑午時曝乾搗爲末服之以飽爲度不得喫一切物用麻子汁下第一頓一月不饑第二頓四十日不饑第三頓一千日不饑第四頓永不饑顏係日增氣力加倍如渴飲麻仁汁轉更不渴滋潤五臟若待喫食時分用葵菜子三合爲末煎湯放冷服之取其藥如後初間喫三五日白米稀粥湯少少喫之三日後諸般食飲無避忌此藥大

忌欲事

又方　茯苓餅子

白茯苓四兩爲末　頭白麵一二兩

右同調水煎餅麵稀調以黄臘代油煿成煎餅臘可用三兩飽食一頓便絶食至三日覺難受三日後氣力漸生熟菓芝蔴湯米飲涼水微用此小潤腸胃無令涸竭開食時用葵菜湯并米飲稀粥少少服之

又方　保命丹

人參五兩　麻子仁二兩炒去皮　乾地黄　瓜蔞子

炒　兎絲子酒浸已上各二兩　生地黃　乾大棗各三兩　大豆黃一升煮去沫　黑附子乙兩生用乙兩炮去皮用之　白茯苓去皮　茯神　地骨皮去粗皮　蔓精子煮熟用　杏仁去皮尖炒　麥門冬炒去心用　地膚子蒸七遍　黍米作粉　粳米作粉　白糯米作粉　天門冬去心　車前子蒸　側栢葉煮三遍已上各二兩五錢

右同爲細末，各揀選精粹者，臘月內合者妙，他時不可合，日月交蝕不可合。如合時，須揀好日，淨室焚香，志心修合，勿令雞犬婦人見。又將藥末用臈一斤半，濾去滓，白蜜一斤，共二斤半，一處溶開和勻入臼杵二千下微入酥油丸如梧桐子大每服廿丸服至五白如來日服藥隔宿先喫糯米一頓粳米白麪皆可次日空心用糯米粥飲送下如路行人服遇如好食喫不妨要止便止如喫些小蒸餅爛嚼嚥或乾果子以助藥力不喫更妙忌鹽醋日後退下藥來於長流水中洗淨再服可百年不饑矣

儒門事親卷之十五終

醫經醫理類

素問玄機原病式

〔金〕劉完素 著

寶永八年刻本

難經本義　運氣論
格致餘論　大成論
本草序例

醫家七部書

正傳或問　原病式
局方發揮　溯洄集
十四經發揮

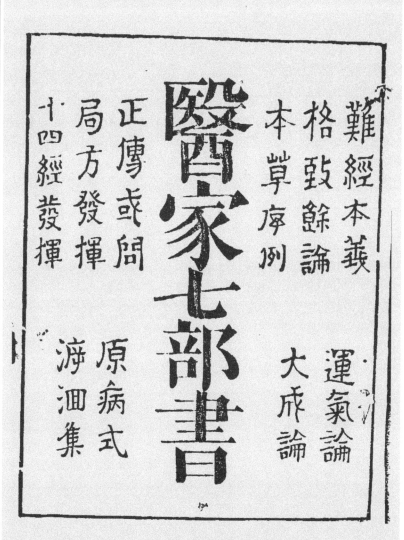

素問玄機原病式序

河間 劉完素 守眞 撰

夫醫敎者源自伏羲流于神農注于黃帝行於萬世合於無窮本乎大道法乎自然之理孔安國序書曰伏羲神農黃帝之書謂之三墳言大道也少昊顓頊高辛唐虞之書謂之五典言常道也蓋五典者三墳之末也非無大道但專明治世之道三墳者五典之本也非無常道但以大道爲體常道爲用天下之能事畢矣然而玄機奧旨聖意幽微浩浩乎不可測使之習者雖賢智明哲之士亦非輕易可得而悟矣泊

乎周代老氏以精大道專爲道教孔子以精常道專
爲儒教由是儒道二門之教著矣歸其祖則三墳之
教一焉儒道二教之書比之三墳之經則言象義理
昭然可據而各得其意也故諸子百家多爲著述所
宗之者廣博焉嗚乎余之醫教自黃帝之後二千五
百餘年漢末始有南陽太守張機仲景憫以傷寒之
疾夭横者多因考古經以述傷寒卒病方論一十六
卷使後之學者有可依據雖所論未備聖人之教亦
幾於聖人矣而又亦玄奧以致今之學者尚爲難曉
故今人所習皆近代方論而已但究其末而不求其

本況仲景之書復經晉太醫王叔和撰次遺方唐開寶中節度使高繼冲編集進上雖二公操心用智頗出新意推廣其術雜於舊說亦有可取其間或失仲景本意而未符古聖之經愈令後學爲難也況仲景之世四升乃唐宋之一升四兩爲今之一兩向者人能勝毒及多㕮咀湯劑有異今之法故後人未知其然而妄言時世之異以爲無用而多不習焉唯近世朱奉議多得其意遂本仲景之論而兼諸書之說編集活人書二十卷其門多其方衆其言直其類辨使後之學者易爲尋檢故今用者多矣然而其間亦有

原病序　二

未合聖人之意者猶未知陰陽變化之道所謂木極似金金極似火火極似水水極似土土極似木者也故經曰亢則害承迺制謂已亢過極則反似勝已之化也俗未之知認似作是以陽爲陰失其意也噫夫醫之妙用尚在三墳觀夫後所著述者必欲利於後人非但矜衒而已皆仁人之心也豈欲自彰非道而亂聖經以惑人志哉醫教要乎五運六氣其門三其道一故相須以用而無相失蓋本教一而已矣若忘其根本而求其華實之茂者未之有也故經曰夫五運陰陽者天地之道也萬物之綱紀變化之父母生

部病則其氣膹滿奔迫不能上升至於手足痿弱不能收持由肺金本燥燥之爲病血液衰少不能營養百骸故也經曰手指得血而能攝掌得血而能握足得血而能步故秋金旺則霧氣蒙鬱而草木萎落病之象也萎猶痿也

諸寒收引皆屬腎水

收斂引急寒之用也故寒則拘縮矣

○六氣爲病

風類

諸暴強直支痛緛戾裏急筋縮皆屬於風厥陰風木乃肝膽之氣也

暴卒也虐害也強勁有力而不柔和也直筋勁強也
支痛支持也堅固支持筋攣不柔而痛也緛戾緛縮
也戾乖戾也謂筋縮裹急乖戾失常而病也然燥金
主於緊斂短縮勁切風木爲病反見燥金之化由亢
則害承乃制也況風能勝濕而爲燥也風病勢甚而
成筋緩者燥之甚也故諸風甚者皆兼於燥

熱類

諸病喘嘔吐酸暴注下迫轉筋小便渾濁腹脹大鼓之
如鼓癰疽瘍疹瘤氣結核吐下霍亂瞀鬱腫脹鼻塞鼽
衄血溢血泄淋閟身熱惡寒戰慄驚惑悲笑譫妄衄衊

隅及夫唐王冰次注云世本紕繆篇目重疊前後不備文義懸隔施行不易披會亦難歲月既淹襲以成弊或一篇重出而別立二名或兩論併吞而都爲一目或問答未已而別樹篇題或脱簡不書而云世闕重合經而冠鍼服併方宜而爲欬篇隔虛實而爲逆從合經絡而爲論要節皮部而爲經絡退至道以先鍼如此之流不可勝數又曰其中脱簡斷文義不相接者搜求經論有所遷移以補其處篇目墜缺指事不明者詳其意趣加字以昭其義篇論吞併義不相涉缺漏名目區分事類別目以冠篇首君臣請問義

理乖失者考校尊卑增益以光其意錯簡碎文前後
重疊者詳其旨趣削其繁雜以存其要辭理秘密難
粗論述者別撰玄珠以陳其道凡所加字皆朱書其
文使今古必分字不雜糅然則有疑王氷林億之輩
言舊有訛謬者弗去其注而惟攻其經則未必知其
意也然已經王氷之改易而易爲習曉善則善矣以
其仁人之心亦未備聖人之意故其注尚或差舛由
是校正改誤往往攻王氷之所失其間不見有能改
證者尤不爲少矣是雖校正改誤而或自失者亦多
矣嗚乎不唯注未盡善而王氷遷移加減之於經亦

有臆說而不合古聖之意者也雖言凡所加字皆朱書而刊本其文既傳於後即世文皆爲墨字其所改易之間尚或有擬理者使後人以意推之終莫得其眞意皆未達其理而不識其僞所致也若非全元起及王冰次注則林億之輩亦豈能知之矣別醫之得失但以類推運氣造化之理而明可知矣觀夫近世所傳運氣之書多矣蓋舉大綱爲學之門戶皆歌頌鈴圖而已終未備其體用及互有得失而惑人志者多也況其人百未得於經之一二而妄欲撰運氣之書傳於世者是以矜己惑人而莫能驗致使學者不

知其奧僻聖經妙典日遠日疎而習之者晦而不顯悲矣世俗或以謂運氣無徵而爲惑人之妄說或言運氣爲大道玄機若非生而知之則莫能學由是習之者寡而知之者益鮮矣况乎造化玄奧非淺知所能窺測若非比物立象以詳其說則僕之後學豈易曉哉繼斯道之無傳究之既久若有所得據其所見本聖經兼以衆賢之論編集運氣要妙之說七萬餘言九篇三卷勒成一部命曰內經運氣要旨備見聖賢經論之妙矣猶恐後學未能精貫或難於用後宗仲景之書率參聖賢之說推以大運氣造化自然之理

以集傷寒雜病脉證方論之文一部三卷十萬餘言目曰醫方精要宣明論凡有世說之誤者詳以此證明之庶令學者真僞自分而易爲得用且運氣者得於道同蓋明大道之一也觀夫醫者唯以別陰陽虛實最爲樞要識病之法以其病氣歸于五運六氣之化明可見矣謹率經之所言二百餘字兼以語辭二百七十七言緒歸五運六氣而已大凡明病陰陽虛實無越此法雖已並載前之二帙復慮世俗多出妄說有違古聖之意今特舉二百七十七字獨爲一本名曰素問玄機原病式遂以比物立象詳論天地運

氣造化自然之理涯一萬餘言仍以改正世俗謬說雖不備舉其誤其意是可明矣雖不備論諸疾以此推之則識病之六氣陰陽虛實幾於備矣嗟夫僕勉述其文非但欲衒於己而非於人而苟於利也但貴學者易於曉悟而行無枉錯耳如通舉內經運氣要旨論及醫方精要宣明論者欲從習者求其備也其間或未臻其理者幸冀將來君子以改證焉但欲同以宣揚古聖之妙道而普救後人之生命爾

素問玄機原病式例

河間　劉完素　守眞　述

○五運主病

諸風掉眩皆屬肝木掉徒弔切

諸痛癢瘡瘍皆屬心火

諸濕腫滿皆屬脾土

諸氣膹鬱病痿皆屬肺金膹扶吻切

諸寒收引皆屬腎水

○六氣爲病

諸暴強直支痛緛戾裏急筋縮皆屬於風足厥陰風木乃肝膽

之氣也○
緛如兖切

諸病喘嘔吐酸暴注下迫轉筋小便渾濁腹脹大鼓
之如鼓癰疽瘍疹瘤氣結核吐下霍亂瞀鬱腫脹
鼻窒鼽衄血溢血瀉淋閟身熱惡寒戰慄驚惑悲
笑譫妄衄衊血汙皆屬於熱手少陰君火之熱乃眞心小腸之氣也○

瘤力周切瞀莫遘切鼽渠牛切
衄女鞠切衊莫結切汙於徒切

諸痙強直積飲痞隔中滿霍亂吐下體重胕腫肉如
泥按之不起皆屬於濕足太陰濕土乃脾胃之氣也○痙渠井切痞補彼切

胕扶
付切

諸熱瞀瘛暴瘖冒昧躁擾狂越罵詈驚駭胕腫疼痠

氣逆衝上禁慄如喪神守嚏嘔瘡瘍喉痹耳鳴及聾嘔涌溢食不下目眛不明暴注瞤瘛暴病暴死皆屬於火（足少陽相火之熱乃心包絡三焦之氣也○瘛尺世切慄力質切嚏丁計切瞤胡問切）

諸澁枯涸乾勁皴揭皆屬於燥（手陽明燥金乃肺與大腸之氣也○涸下各切皴七倫切揭居列切）

諸病上下所出水液清冷澄徹癥瘕癩疝堅痞腹滿急痛下利清白食已不飢吐利腥穢屈伸不便厥逆禁固皆屬於寒（足太陽寒水乃腎與膀胱之氣也○癥知陵切瘕公遐切癩徒回切）

寶永八卯歲五月穀旦京柳馬場二條下留
芳野屋權兵衛壽梓

素問玄機原病式例終

會通館翻印素問玄機原病式

河間 劉完素 守眞 述

太醫院醫士 周紘濟廣 校正

○五運主病

諸風掉眩皆屬肝木

掉搖也眩昏亂旋運也風主動故也所謂風氣甚而頭目眩運者由風木旺則必是金衰不能制木而木能生火風火皆屬陽多爲兼化陽主乎動兩動相搏則爲之旋轉故火本動也焰得風則自然旋轉如春分至小滿爲二之氣乃君火之位自大寒至春分六

十一日爲初之氣乃風木之位故春分之後風火相搏則多起飄風俗謂之旋風是也四時皆有之由五運六氣千變萬化衝盪擊搏推之無窮安得失時而便謂之無也但有微甚而已人或乘車躍馬登舟環舞而眩運者其動不正而左右紆曲故經曰曲直動搖風之用也眩運而嘔吐者風熱甚故也

諸痛痒瘡瘍皆屬心火

人近火氣者微熱則痒熱甚則痛附近則灼而爲瘡皆火之用也或痒痛如針輕刺者猶飛迸火星灼之然也痒者美疾也故火旺于夏而萬物蕃鮮榮美也

灸之以火漬之以湯而其痒轉甚者微熱之所使也因而痒去者熱令皮膚縱緩腠理開通陽氣得泄熱散而去故也或夏熱皮膚痒而以冷水沃之其痒不去者寒能收斂腠理閉密陽氣鬱結不能散越怫熱內作故也痒得爬而解者爬爲火化微則亦能令痒甚則痒去者爬令皮膚辛辣而屬金化辛能散故金化見則火力分而解矣亦謂爬爲火化則熱至而腠理開泄亦猶辛熱之藥之而解也或云痛爲實痒爲虛者非謂虛爲寒也正謂熱之微甚也或疑瘡瘍皆屬火熱而反腐出膿水者何也猶穀肉菓菜熱極則

腐爛而潰爲汚水也潰而腐爛者水之化也所謂五行之理過極則勝已者反來制之故火熱過極則反兼於水化又如鹽能固物令不腐爛者鹹寒水化制其火熱使不過極故得久固也萬物皆然

諸濕腫滿皆屬脾土

地之體也土濕極甚則痞塞腫滿物濕亦然故長夏屬土則庶物隆盛也

諸氣膹鬱病痿皆屬肺金

膹謂膹滿也鬱謂奔迫也痿謂手足痿弱無力以運動也大抵肺主氣氣爲陽陽主輕淸而升故肺居上

殺之本始神明之府也可不通乎故仙經曰大道不
可以籌算道不在數故也可以籌算者天地之數也
若得天地之數則大道在其中矣經曰天地之至數
始於一而終於九數之可十推之可百數之可千推
之可萬萬之大不可勝數又云至數之機迫切而微
其來可見其往可追敬之者昌慢之者亡無道行私
必得夭殃治之不法天之紀地之理則災害至矣又云
不知年之所加氣之興衰虛實之所起不可以為工
由是觀之則不明運氣而求醫無失者鮮矣今詳內
經素問雖已校正改誤音釋尚有失古聖之意者愚

俗聞之未必不曰爾何人也敢言古昔聖賢之非歟夫聖人之所爲自然合於規矩無不中其理也雖有賢哲而不得自然之理亦豈能盡善而無失乎况經秦火之殘文脫簡世本稀少故自仲景之後有缺第七一卷天下至今無復得之其雖存者布行於世後之傳寫鏤板往往差誤不可勝舉是以玄奥之理俗莫能明故多殊訛而孰知之故近代敕勒孫奇高保衡林億等校正孫兆改誤其序有言曰正繆誤者六千餘字增著義者二千餘條若專執舊本以謂往古聖賢之書而不可改易者信則信矣終未免泥於一

血汚皆屬於熱少陰君火之熱乃真心小腸之氣也

喘火氣甚爲夏熱衰爲冬寒故病寒則氣衰而息微病熱則氣甚而息麤又寒水爲陰主乎遲緩熱火爲陽主乎急數故寒則息遲氣微熱則息數氣麤而爲喘也故熱則脈實而甚數喘之象也

嘔胃膈熱甚則爲嘔火氣炎上之象也

吐酸酸者肝木之味也由火盛制金不能平木則肝木自甚故爲酸也如飲食熱則易於酸矣或言吐酸爲寒者誤也又如酒之味苦而性熱能養心火故飲之則令人色赤氣麤脈洪大而數語澁譫妄歌唱悲

笑喜怒如狂胃脉健急煩渴嘔吐皆熱證也其吐必
酸爲熱明矣况熱則五味皆厚經曰在地爲化化生
五味皆屬土也然土旺勝水不能制火則火化自甚
故五味熱食則味皆厚也是以肝熱則口酸心熱則
口苦脾熱則口甘肺熱則口辛腎熱則口鹹或口淡
者胃熱也胃屬土土爲萬物之母故胃爲一身之本
淡爲五味之本然則吐酸豈爲寒者歟所以妄言爲
寒者但謂多傷生硬粘滑或傷冷物而喜噫醋吞酸
故俗醫主於溫和脾胃豈知經言人之傷於寒也則
爲病熱葢寒傷皮毛則腠理閉密陽氣怫鬱不能通

暢則爲熱也故傷寒身表熱者熱在表也宜以麻黄湯類甘辛熱藥發散以使腠理開通汗泄熱退而愈也凡内傷冷物者或即陰勝陽而爲病寒者或寒熱相擊而致腸胃陽氣怫鬱而爲熱者亦有内傷冷物而反病熱得大汗熱泄身凉而愈也或微而不爲他病止爲中酸俗謂之醋心是也法宜温藥散之亦猶解表之義以使腸胃結滯開通怫熱散而和也若久喜酸不已則不宜温之宜以寒藥下之後以凉藥調之結散熱去則氣和也所以中酸不宜食粘滑油膩者是謂能令陽氣壅塞鬱結不通暢也如飲食在器

覆蓋熱而自酸也宜飡糲食蔬菜能令氣之通利也

暴注卒暴注泄也腸胃熱甚而傳化失常火性疾速故如是也

下迫後重裏急窘迫急痛也火性急速而能燥物故也

轉筋經云轉反戾也熱氣燥爍於筋則攣瘛而痛火主燔灼燥動故也或以為寒客於筋者誤也蓋寒雖主於收引然止為厥逆禁固屈伸不復安得為轉筋也所謂轉者動也陽動陰靜熱證明矣夫轉筋者多因熱甚霍亂吐瀉所致以脾胃土衰則肝木自甚而

熱燥于筋故轉筋也大法渴則爲熱凡霍亂轉筋而不渴者未之有也或不因吐瀉但外冒于寒而腠理閉密陽氣鬱結怫熱內作熱燥於筋則轉筋也故諸轉筋以湯漬之而使腠理開泄陽氣散則愈也因湯漬而愈俗反疑爲寒者非矣

小便渾濁天氣熱則水渾濁寒則清潔水體清而火體濁故也又如清水爲湯則自然濁也

腹脹大鼓之如鼓氣爲陽陽爲熱氣甚則如是也

癰淺而大也經曰熱勝血則爲癰膿也

疽深而惡也

瘍在頭小瘡也
疹浮而小癮疹也
瘤氣赤瘤丹熛熱勝氣也火之色也
結核火氣熱甚則鬱結堅硬如菓中核也不必潰發
但泠熱氣散則自消也
吐下霍亂三焦爲水穀傳化之道路熱氣甚則傳化
失常而吐瀉霍亂火性燥動故也或云熱無吐瀉止
是停寒者誤也大法吐瀉煩渴爲熱不渴爲寒或熱
吐瀉始得之亦有不渴者若不止則亡液而後必渴
也或寒本不渴若亡津液過多則亦燥而渴也但寒

者脈當沉細而遲熱者脈當實大而數或損氣以泄過極則脈亦不能實數而反遲緩雖爾亦爲熱矣又曰瀉白爲寒青黃紅赤黑皆爲熱也蓋瀉白者肺之色也由寒水甚而制火不能平金則金肺自甚故色白也故濁水凝氷則自然清瑩而明白物皆然也若利色青者肝木之色也由火甚制金不能平木則肝木自甚故色青也或言利色青爲寒者誤也仲景法曰少陰病下利淸水色純青者熱在裏也大承氣湯下之及夫小兒熱甚急驚利色多青爲熱明矣利色黃者由火甚則水必衰而脾土自旺故色黃也利色

紅爲熱者心火之色也或赤者熱深甚也至若利色黑亦言爲熱者由火熱過極則反兼水化制之故色黑也如傷寒陽明病熱極則日晡潮熱甚則不識人循衣摸床獨語如見鬼狀法當大承氣湯下之大便不黑者易治黑者難治諸痢同法然辨痢色以明寒熱者更當審其飲食藥物之色如小兒病熱吐利霍亂其乳未及消化而利尚白者不可便言爲寒當以脉證別之大法瀉利小便清白不澁爲寒赤澁者爲熱也又完穀不化而色不變吐利腥穢澄徹清冷小便清白不澁身凉不渴脉遲細而微者寒證也穀雖

不化而色變非白煩渴小便赤黃而或澁者熱證也
凡穀消化者無問色及他證便爲熱也寒泄而穀消
化者未之有也由寒則不能消化穀也或火主疾速
而熱甚則傳化失常穀不能化而飱泄者亦有之矣
仲景曰邪熱不殺穀然熱得於濕則飱泄也或言下
痢白爲寒誤也若果爲寒則不能消穀何由反化爲
膿也所謂下痢穀反爲膿血如世之穀肉菓菜濕熱
甚則自然腐爛潰發化爲汚水故食於腹中感人濕
熱邪氣則自然潰發化爲膿血也其熱爲赤熱屬心
火故也其濕爲黃濕屬脾土故也燥鬱爲白屬金肺

也經曰諸氣膹鬱皆屬于肺謂燥金之化也王冰曰鬱謂奔迫氣之為用金氣同之然諸瀉痢皆兼於濕今反言氣燥者謂濕熱甚於腸胃之內而腸胃怫熱鬱結而又濕主乎否以致氣液不得宣通因以成腸胃之燥則如濕熱內甚以成吐瀉而腸胃燥鬱使煩渴不止也假如下痢赤白俗言寒熱相兼其說猶誤豈知水火陰陽寒熱者猶權衡也一高則必一下一盛則必一衰豈能寒熱俱甚于腸胃而同為痢乎若此之謬世傳多矣則如熱生瘡瘍而出白膿者豈可以白為寒者歟由其在皮膚之分屬肺金故色白也

次在血脈之分屬心火故爲血癰也在肌肉屬脾土故作黃膿在筋部屬肝木故其膿色帶蒼深至骨屬腎水故紫黑血出也各隨五臟之部而見五色是謂標也本則一出於熱但分淺深而已大法下迫窘痛後重裏急小便赤澁皆屬燥熱而下痢白者必多有之然則爲熱明矣或曰白痢既爲熱病何故服辛熱之藥亦有愈者耶蓋辛熱之藥能開發腸胃鬱結使氣液宣通流濕潤燥氣和而已然病微者可愈甚者鬱結不開其病轉加而死矣凡治熱甚吐瀉亦然夫治諸痢者莫若以辛苦寒藥治之或微加辛熱佐之

則可蓋辛熱能發散開通鬱結苦能燥濕寒能勝熱
使氣宣平而已如錢氏香連丸之類是也故治諸痢
者黃連黃蘗爲君以其至苦大寒正主濕熱之病也
乃若世傳辛熱金石毒藥治諸吐瀉下痢或有愈者
以其善開鬱結故也然雖亦有驗者或不中效反更
加害凡用大毒之藥必是善藥不能取效不得已而
用之可也幸有善藥雖不能取効但有益而無損者
何必用大毒之藥而謾勞巇嶮也經曰寧小與其大
寧善與其毒此之謂也至如帶下之理猶諸痢也但
分經絡與標之殊病之本氣則一舉世皆言白帶[illegible]

爲寒者誤矣所謂帶下者任脉之病也經曰任脉者起于中極之下以上毛際循腹裏上關元至咽喉上頤循面入目注云任脉自胞上過帶脉貫臍而上然其病所發正在過帶脉之分而淋瀝以下故曰帶下也赤白與下痢義同而無寒者也大法頭目昏眩口苦舌乾咽嗌不利小便赤澁大便祕滞脉實而數者皆熱證也凡帶下者亦多有之果爲病寒豈能若此經曰亢則害承乃制謂亢過極則反兼勝已之化制其甚也如以火煉金熱極則反爲水又如六月熱極則物反生液而濕潤材木流津故肝熱甚則出泣心

熱甚則出汗脾熱甚則出涎肺熱甚則出涕腎熱甚則出唾亦猶煎湯熱甚則沸溢及熱氣薫蒸于物而生津者也故下部任脈濕熱甚者津液湧溢而爲帶下也且見俗醫治白帶下者但依近世方論而用辛熱之藥病之微者雖或誤中能令鬱結開通氣液宣行流濕潤燥熱散氣和而愈其或勢甚而鬱結不能開通者舊病轉加熱證新起以至于死終無所悟曷若以辛苦寒藥按法治之使微者甚者皆得鬱結開通濕去燥除熱散氣和而愈無不中其病而免加其害且如一切怫熱鬱結者不必止以辛甘熱藥能開

發也如石膏滑石甘草葱豉之類寒藥皆能開發鬱結以其本熱故得寒則散也夫辛甘熱藥皆能發散者以力强開衝也然發之不開者病熱轉加也如桂枝麻黄湯之類辛甘熱藥攻表不中病者其熱轉甚也是故善用之者須加寒藥不然則恐熱甚發黄驚狂或斑出矣如表熱當發汗者用辛甘熱藥苟不中其病尚能加害况裏熱鬱結不當發汗而誤以熱藥發之不開者乎又如傷寒表熱怫鬱燥而無汗發令汗出者非謂辛甘熱藥屬陽能令汗出也由怫熱鬱結開通則熱蒸而自汗出也不然則平人表無怫熱

者服之安有如斯汗出也其或傷寒日深表熱入裏而誤以辛甘熱藥汗之者不惟汗不能出而又熱病轉加古人以爲當死者也又如表熱服石膏知母甘草滑石葱豉之類寒藥汗出而解者及熱病半在表半在裏服小柴胡湯寒藥能令汗而愈者熱甚服大柴胡湯下之更甚者小承氣湯下之裏熱大甚者調胃承氣湯大承氣湯下之發黃者茵蔯蒿湯下之結胸者陷胸湯丸下之此皆大寒之利藥也又能令病以令汗出而愈然而中外怫熱鬱結燥而無汗豈但由辛甘熱藥爲陽而能開發汗出也況或病微者不

治自然作汗而愈者也所以能令作汗之由者但怫熱鬱結復得開通則熱蒸而作汗也凡治上下中外一切怫熱鬱結者法當倣此也隨其淺深察其微甚適其所宜而治之慎不可悉如發表但以辛甘熱藥而已大抵人既有形不能無病有生不能無死然而病者但當按法治之其有病已危極未能取効者或已衰老而真氣傾竭不能扶救而死者此別非醫者之過也若陰陽不審標本不明誤投湯藥實實虚虚而致死者誰之過歟且如酒之味苦而性熱能養心火久飲之腸胃熱鬱結而氣液不能宣通令人心腹

痞滿不能多食穀氣內發而不能宣通於腸胃之外故喜噫而或下氣也腹空水穀衰少則陽氣自甚而又洗漱勞動兼湯漬之則陽氣轉甚故多嘔而或昏眩也俗云酒隔病耳夫表裏怫熱鬱結者得暖則稍得開通而愈得寒則轉閉而病加由是喜暖而惡寒令酒隔者若飲冷酒或酒不住或不喜而強飲者腸胃鬱結轉閉而滿悶不能下也或至飲興者或熱飲醇酒者或喜飲者能令鬱結開通善多飲也因而過醉則陽氣益甚而陰氣轉衰酒力散則鬱結轉甚而病加矣夫中酒熱毒而反熱飲以復投者令鬱結

開而氣液皆得宣通也凡酒病者必須續續飲之不然則病甚不能飲鬱結不得開故也凡鬱結甚者轉惡寒而喜暖所謂亢則害承乃制而陽極反似陰者也俗未明之因而妄謂寒病誤以熱藥攻之或微者鬱結開通而不再結氣和而愈也甚者稍得開通而藥力盡則鬱結轉甚也其減即微其加即甚俗無所悟但云藥至即稍減藥去即病加惟恨藥小未能痊除因而志心服之以至怫熱太甚則中滿腹脹而腫滿也若小便澁而濕熱內甚者故發黃也猶物濕熱者蒸之而發黃也世俗多用巴豆大毒熱藥以治

酒病者以其辛熱能開發腸胃之鬱結也微者結散而愈甚者鬱結不開怫熱轉甚而病加也恨其滿悶故多服以利之或得結滯開通而愈者以其大毒性熱然雖鬱結得開奈亡血液損其陰氣故或續後怫熱再結而病轉甚者也因思得利則愈而復利之如前之説以利三五次間時陰氣衰殘陽熱太甚而大小便赤澁發黃腹脹腫滿也或濕熱內甚而時復濡泄也或但傷飲食而怫熱鬱結亦如酒病轉成水腫者不爲少矣終不知怫熱內作則脈必沉數而實法當辛苦寒藥治之結散熱退氣和而已或熱甚鬱結

不能開通者法當辛苦寒藥下之熱退結散而無鬱結也所謂結者怫鬱而氣液不能宣通也非謂大便之結硬耳或云水腫者由脾土衰虛而不能制其腎水則水氣妄行而脾主四支故水氣游走四支身面俱腫者似是而實非也夫治水腫腹脹以辛苦寒藥爲君而大利其大小便也經曰中滿者瀉之于內然則豈爲脾土之虛也此說正與素問相反經曰諸濕腫滿皆屬脾土又云太陰所主胕腫又曰濕勝則濡泄甚則水閉胕腫皆所謂太陰脾土濕氣之實甚也又經曰諸腹脹大皆屬于熱又云諸胕腫疼酸驚駭

皆屬于火又曰熱勝則胕腫皆所謂心火實熱而安得言脾虛不能制腎水之實甚乎故諸水腫者濕熱之相兼也如六月濕熱太甚而庶物隆盛水腫之象明可見矣故古人濕以辛苦寒藥治之蓋以辛散結而苦燥濕以寒除熱而隨其利濕去結散熱退氣和而已所以妄謂脾虛不能制其腎水者但謂數下致之又多水液故也豈知巴豆熱毒耗損腎水陰氣則心火及脾土自甚濕熱相搏則怫鬱痞膈小便不利而水腫也更宜下之者以其辛苦寒藥能除濕熱怫鬱痞膈故也亦由傷寒下之太早而熱入以成結胷

者要宜陷胸湯丸寒藥下之又如傷寒誤用巴豆熱毒下之而熱勢轉甚要宜調胃承氣湯寒藥下之者也若夫世傳銀粉之藥以治水腫而愈者以其善開怫鬱痞隔故也慎不可過度而加害爾況銀粉亦能傷牙齒者謂毒氣感於腸胃而精神氣血水穀能勝其毒故毒氣循經上行而至齒齦嫩薄之分則爲害也上下齒縫者手足陽明胃之經也凡用此藥先當固濟爾或云陰水偏勝而又惡寒止是寒者非也經曰少陰所至爲驚惑惡寒戰慄悲笑譫妄謂少陰君火熱氣之至也詳見下文惡寒戰慄論中

瞀昏也熱氣甚則濁亂昏昧也

鬱怫鬱也結滯壅塞而氣不通暢所謂熱甚則腠理閉密而鬱結也如煉物熱極相合而不能離故熱鬱則閉塞而不通也然寒水主于閉藏今反屬熱者謂火亢極則反兼水化制之故也

腫脹熱勝於內則氣鬱而爲腫也陽熱氣甚則腹脹也火主長而高茂形貌顯彰升明舒榮皆腫脹之象也

鼻窒窒塞也火主䐜膹腫脹故熱客陽明而鼻中䐜脹則窒塞也或謂寒主閉藏妄以鼻窒爲寒者誤也

蓋陽氣甚於上而側臥則上竅通利而下竅閉塞者謂陽明之脈左右相交而左脈注于右竅右脈注于左竅故風熱鬱結病偏于左則右竅反塞之類也俗不知陽明之脈左右相交注於鼻孔但見側臥則上竅通利下竅窒塞反疑爲寒爾所以否泰之道者象其肺金之盈縮也

鼽者鼻出淸涕也夫五行之理微則當其本化甚則兼其鬼賊故經曰亢則害承乃制也易曰燥萬物者莫熯乎火以火煉金熱極而反化爲水及身熱極則反汗出也水體柔順而寒極則反冰如地也土主濕

陰雲雨而安靜土濕過極則反為驟注烈風而淫潰
也木主溫和而生榮風大則反凉而毀折也金主淸
凉秋凉極而萬物反燥也皆所謂過極則反兼鬼賊
之化制其甚也由是肝熱甚則出泣心熱甚則出汗
脾熱甚則出涎肺熱甚則出涕腎熱甚則出唾也經
曰鼻熱者出濁涕凡痰涎涕唾稠濁者火熱極甚銷
爍致之然也或言鼽為肺寒者誤也彼但見鼽嚏鼻
窒冒寒則甚遂以為然豈知寒傷皮毛則腠理閉密
熱氣怫鬱而病愈甚也
衄者陽熱怫鬱干於足陽明而上熱甚則血妄行為

衂也

血溢者上出也心養於血故熱甚則血有餘而妄行或謂嘔吐紫凝血爲寒者誤也此非冷凝由熱甚銷爍以爲稠濁而熱甚則水化制之故赤兼黑而爲紫也

血泄熱客下焦而大小便血也

淋小便澀痛也熱客膀胱鬱結不能滲泄故也或曰小便澀而不通者爲熱遺尿不禁者爲冷豈知熱甚客於腎部干於足厥陰之經廷孔鬱結極甚而氣血不能宣通則痿痺而神無所用故液滲入膀胱而漩

溺遺失不能收禁也經曰目得血而能視耳得血而
能聽手得血而能攝掌得血而能握足得血而能步
臟得血而能液腑得血而能氣夫血隨氣運氣血宣
行則其中神自清利而應機能為用矣又曰血氣者
人之神不可不謹養也故諸所運用時習之則氣血
通利而能為用閉壅之則氣血行微而其道不得通
利故劣弱也若病熱極甚則鬱結而氣血不能宣通
神無所用而不遂其機隨其鬱結之微甚有不用之
太小病生焉是故目鬱則不能視色耳鬱則不能聽
聲鼻鬱則不能聞香臭舌鬱則不能知味至如筋痿

骨痺諸所出不能為用皆熱甚鬱結之所致也故仲景論少陰病熱極曰溲便遺失狂言目反直視者腎先絕也靈樞經曰腎主二陰然腎水衰虛而怫熱客其部分二陰鬱結則痿痺而神無所用故溲便遺失而不能禁止然則熱證明矣是故世傳方論雖曰冷淋復用榆皮黃芩瞿麥茯苓通草雞蘇郁李仁梔子之類寒藥治之而已其說雖妄其方乃是由不明氣運變化之機宜乎認是而為非也或謂患淋而服茴香益智滑石醇酒溫藥而愈者然則非冷歟殊不知此皆利小便之要藥也蓋醇酒益智之性雖熱而茴

香之性溫滑石之性寒所以能開發鬱結使氣液宣通熱散而愈也若熱鬱之微則服之結散熱去而愈若甚者服之鬱結不能宣通則危而死矣莫若以開結滯利小便之寒藥以使結散熱退氣血宣通榮衛和平精神清利而已若按此法治之而不愈者病已危極因妄治之則死且速矣

閟俗作祕大便澁滯也熱耗其液則糞堅結而大腸燥澁緊斂故也謂之風熱結者謂火甚制金不能平木則肝木自旺故也或大便溏而閟者燥熱在于腸胃之外而濕熱在內故也義同泄痢後重之義見下

追論中

身熱惡寒熱在表也邪熱在表而淺邪畏其正故病熱而反惡寒也或言惡寒爲寒在表或言身熱惡寒爲熱在皮膚寒在骨髓者皆誤也仲景法曰無傷寒不可發汗又言身熱惡寒麻黃湯汗之汗泄熱去身凉即愈然則豈有寒者歟又如熱生癰腫瘡瘍而惡寒者亦由邪熱在於表也雖爾不可汗之故仲景曰患瘡者汗之則作痓大法煩燥多渴欲寒惡熱爲病熱也亦有亢則害承乃制之則病熱甚而反覺其冷者也雖覺其冷而病爲熱實非寒也其病熱鬱甚

而反惡寒得寒轉甚而得煖少愈者謂煖則腠理踈通而陽氣得散怫熱稍退故少愈也其寒則腠理閉密陽氣怫鬱而熱轉甚故病加爾上下中外周身皆然俗因之妄謂寒病誤以熱藥投之為害多矣假令或因熱藥以使怫熱稍散而少愈者藥力盡則病反甚也其減則微其加則甚俗無所悟但云服之而獲効力盡而病加因而加意服之由是諸熱病皆生矣陽熱發則鬱甚于上故多目昏眩耳聾鳴上壅癲疾上熱甚而下熱微俗輩復但云腎水衰弱不能制心火妄云虛熱也抑不知養水瀉火則宜以寒反以熱藥

欲養腎水而令勝退心火因而成禍不爲少矣正理但以寒藥調之熱退結散而已嗚呼刻哉聖經之奧旨天地之玄機舉世鮮知或知者以脈證候之明見熱藥非寒藥是可不慎歟

戰慄動搖火之象也陽動陰靜而水火相反故厥逆禁固屈伸不便爲病寒也或言慄者寒冷也寒戰爲腎寒者未明變化之道也此由心火熱甚亢極而戰反兼水化制之故寒慄也然寒慄者由火甚似水實非兼有寒氣也故以大承氣湯下之多有燥糞下後熱退則戰慄愈矣或平人冒極寒而戰慄者由寒主

閉藏而陽氣不能散越則怫熱內作故也如冬寒而地中反煖也或云冬陽在內而陰在外故地上寒而地中煖夏則反此者乃眞理也假令冬至爲地陰極而生陽上升至夏則陽在上而陰在地中者當地上熱而地中寒可也奈何夏至爲天陽極而生陰下降至冬則入地反煖地上反寒歟或曰冬後陽升而出則陰降而入夏後陽降而入則陰升而出者乃妄意也如冬至子正一陽生而得其復䷗至于巳則陰絕而六陽備是故得其純乾䷀夏至午正則一陰生而得其姤䷫至於亥則陽絕而六陰備是故得其純坤

言至於冬至則陽復也然子後面南午後面北視卦之爻則子後陽升午後陰降明矣安得反言冬後陰降而夏後陽降耶所謂四時天氣者皆隨運氣之興衰也然歲中五運之氣者風暑濕燥寒各主七十三日五刻合為朞歲也歲中六部之主位者自大寒至春分屬木故温和而多風也春分至小滿屬君火故暄煖也小滿至大暑屬相火故炎熱也大暑至秋分屬土故多濕陰雲雨也秋分至小雪屬金故凉而物燥也小雪至大寒屬水故寒冷也然則豈由陰陽升降於地之内外乎其地中寒燠者經言火熱主於出

行寒水主於閉藏故天氣熱則地氣通泄而出行故地中寒也猶人汗出之後體凉天氣寒則地凝凍而閉塞氣難通泄故怫鬱而地中煖也經言人之傷於寒也則為病熱又如水本寒寒極則水氷如地而氷下之水反不寒也氷厚則水温即閉藏之道也或大雪如氷閉藏之甚則水太温而魚乃死矣故子正一陽生而至于正月寅則三陽生而得其泰䷊泰者通利而非否塞也午正一陰生而至于七月申則三陰生而得其否䷋否者否塞而非通泰也然而否極則泰泰極則否故六月泰極則地中至寒十二月否極

則地中至煖然則地中寒燠明可見焉故知人之身於寒而內爲熱者亦有之矣或問曰人冬陽在內而熱夏陰在內而寒者何也答曰俗已誤之久矣夫一身之氣皆隨四時五運六氣興衰而無相反矣適其脈候明可知也如夏月心火生而熱則其脈滑數洪大而長煩熱多渴豈爲寒也餘候皆然或平人極恐而戰慄者由恐爲腎志其志過度則勞傷本藏故恐則傷腎腎水衰則心火自甚而爲戰慄也又如酒苦性熱養於心火故飲之過多則心火熱甚而爲戰慄俗謂之酒禁也經曰陽并于陰陰則實而陽明虛陽

虛而寒慄而鼓頷也注曰陽并于陰言陽氣入於陰
分也陽明胃脉也故不足則惡寒戰而鼓頷振動也
然陽明經絡在表而主于肌肉而氣并于裏故言陽
明虛也又經曰夫瘧之始發也陽氣并于陰當是時
陽虛陰實而外無陽氣故先寒慄也陰氣逆極則復
出之陽陽與陰復并于外則陰虛而陽實故先熱而
渴然陰氣逆極則復出之陽者是言陽爲表而反爲
陰也其氣復出而并之于表非謂陰寒之氣出之于
表而反爲陽熱也又經言夫瘧氣者并于陽則陽勝
并于陰則陰勝陰勝則寒陽勝則熱然氣并于陽而

在于表故言陽勝氣并于陰而在于裏故言陰勝此乃表裏陰陽之虛實非寒熱陰陽之勝負但陽氣之出入耳如傷寒病日深表證已罷而熱入於裏若欲作大汗則陽氣必須出之于外鬱極乃發而陽熱大亢則害承乃制故爲戰慄而後陽氣出之于表則蒸熱作而腠理開大汗泄而病氣已矣或戰慄無汗而愈者必因發汗吐利亡液過多則不能作汗但熱退氣和而愈也或不戰慄而汗解者雖因日深表熱不罷內外俱熱陽不并陰而外氣不衰裏無亢極故無害承乃制則無戰慄也或不戰慄而亦無汗愈者陽

不并陰而氣液虛損故也故諸戰慄者表之陽氣與邪熱并甚于裏熱極而水化制之故寒慄也雖爾爲熱極于裏乃火極而似水化也

驚心卒動而不寧也火主于動故心火熱甚也雖爾止爲熱極於裏乃火極似水則喜驚也反兼腎水之恐者亢則害承乃制故也所謂恐則喜驚者恐則傷腎而水衰心火自甚故喜驚也

惑疑惑猶豫濁亂而志不一也象火參差而惑亂故火實則水衰失志而惑亂也志者腎水之神也

悲金肺之志也金本燥能令燥者火也心火主于熱

喜痛故悲痛苦惱者心神煩熱躁亂而非清淨也所以悲哭而五液俱出者火熱亢極而反兼水化制之故也夫五藏者肝心脾肺腎也五藏之志者怒喜悲思恐也悲一作憂若志過度則勞傷五藏凡五志所傷皆熱也如六欲者眼耳鼻舌身意也七情者喜怒哀樂懼惡欲一作好惡愛用之勞傷則皆屬火熱所謂陽動陰靜故形神勞動則亂而躁不寧靜則清平也是故上善若水下愚如火先聖曰六欲七情爲道之患屬火故也如中風偏枯者由心火暴甚而水衰不能制之則火能剋金金不能剋木則肝木自甚而

兼于火熱則卒暴僵仆多因五志七情過度而卒病也又如酒醉而熱則五志七情競起故經曰戰慄驚惑悲笑譫妄歌唱罵詈癲狂皆爲熱也故熱甚癲狂者皆此證也

笑蕃茂鮮淑舒榮彰顯火之化也故喜爲心火之志也喜極而笑者猶燔爍火起而鳴笑之象也故病笑者心火之甚也或心本不喜因侮戲而笑者俗謂之冷笑由是違己心則喜笑涉人非道而伐之使慚然失志或以輕手擾人頸腋腹脇股膕足趺令人痒而笑者由動亂擾撓火之用也静順淸謐水之化也皮

膚彰顯之分屬于火也嫩薄隱藏之分屬于水也以火用攝其水分使人慚然失志而痒則水衰火旺而爲笑也以手自攝而不笑者不羞不痒故也然羞慚而痒者心火之化也人失信志則羞慚者水衰火實故也志與信者腎水之化也但痒而不羞羞而不痒皆不能爲笑者化微不能變動故也

譫多言也言爲心聲猶火燔而鳴故心火熱則多言猶醉而心熱多言也或寐而多言者俗云睡語熱之微也若熱甚則雖睡寤而神昏不清則譫妄也自汗驚悸咬牙皆然所謂寐則榮衛不能宣行于外而氣

鬱于内是故裏熱發也夫上善若水下愚如火故六欲七情上善遠之而下愚遷之其夢中喜怒哀樂好惡愛之七情非分而過其不可勝者寐則内熱鬱甚故也凡人夢者乃俗云夢中之夢離道愈遠夢之覺者尚爲道之夢也故成道是爲大覺則六欲七情莫能干也古人云夢者神遊也病熱而能遷七情者水衰道遠故也

妄虚妄也火爲陽故外清明而内濁昧其主動亂故心火熱甚則腎水衰而志不精一虚妄見聞而自爲問答則神志失常如見鬼神也或以鬼神爲祟而見

之則為陰極脫陽而無陽氣者蓋意之言也

衄衊血汚血出也汚者濁也心火熱極則血有餘熱氣上甚則為血溢熱勢亢極則燥而汚濁害承乃制則色兼黑而為紫也

濕類

諸痙強直積飲痞膈中滿霍亂吐下體重胕腫肉如泥按之不起者皆屬於濕（足太陰濕土乃脾胃之氣也）

諸痙強直筋勁強直而不柔和也土主安靜故也陰痙曰柔痓陽痓曰剛痓亢則害承乃制故濕過極則反兼風化制之然兼化者虛象而實非風也積飲留

飲積蓄而不散也水得燥則消散得濕則不消以爲積飲也土濕王不行故也

痞與否同不通泰也謂精神榮衛血氣津液出入流行之紋理閉密而爲痞也

隔阻滯也謂腸胃隔絕而傳化失其常也

中滿濕爲積飲痞隔而土主形體位在中央故中滿也

霍亂吐下濕爲留飲痞隔而傳化失常故甚則霍亂吐瀉也

體重輕浮爲天重濁爲地故土濕爲病則體重宜也

胕腫肉如泥按之不起泥之象也土過濕則為泥濕為病也積飲痞隔中滿霍亂吐下體重故甚則胕腫矣

火類

諸熱瞀瘛暴瘖冒昧躁擾狂越罵詈驚駭胕腫疼酸氣逆衝上禁慄如喪神守嚏嘔瘡瘍喉痺耳鳴及聾嘔涌溢食不下目昧不明暴注瞤瘛暴病暴死皆屬于火少陽相火之熱乃心包絡三焦之氣也

瞀昏也如酒醉而心火熱甚則神濁昧而瞀昏也

瘛動也惕跳動瘛火之體也

暴瘖卒瘂也金肺主聲故五行惟金響金應于乾乾爲天天爲陽爲健爲動金本燥爲涸爲收爲斂爲勁切爲剛潔故諸能鳴者無越此也凡諸發語聲者由其形氣之鼓擊也鼓擊者乃健動之用也所謂物寒則能鳴者水實制火火不克金也其或火旺水衰熱乘金肺而神濁氣鬱則暴瘖而無聲也故經曰内奪而厥則爲瘖俳此腎虛也俳者廢也

冒昧非觸冒乃昏冒也昧昏暗也氣熱則神濁冒昧火之體也凡言體者謂内言用者謂外也

躁擾躁動煩熱擾亂而不寧火之體也熱甚于外則

支體躁擾熱甚于內則神志躁動反復癲狂懊憹煩心不得眠也或心嘔噦而為胃冷心煩疼者非也故煩心心痛腹空熱生而發得食熱退而減也或逆氣動躁者俗謂之心悸由水衰火旺而猶火之動也故心胸躁動謂之怔忡俗云心忪皆為熱也

狂越狂者狂亂而無正定也越者乖越禮法而失常也夫外清內濁動亂參差火之體也靜順清明準則信平水之體也由是腎水主志而水火相反故心火旺則腎水衰乃失志而狂越也或云重陽者狂重陰者癲則與素問之說不同也經注曰多喜為癲多怒

爲狂然喜爲心志故心熱甚則多喜而爲癲也怒爲
肝志火實制金不能平木故肝實則多怒而爲狂也
況五志所發皆爲熱故狂者五志間發但多怒爾凡
熱于中則多干陽明胃經也經曰陽明之厥則癲疾
欲走腹滿不得臥面赤而熱妄言又曰陽明病洒洒
振寒善伸數欠或惡人與火聞木音則惕然而驚心
動欲獨閉戶牖而處欲上高而歌棄衣而走賁響腹
脹罵詈不避親疎又經曰熱中消中不可服膏粱芳
草石藥石藥發癲芳草發狂又經曰夫熱中消中皆
富貴人也今禁膏粱是不合其心禁芳草石藥是病

不愈願聞其說岐伯曰芳草之氣美石藥之氣悍二
者其氣急疾堅勁故非緩心和人不可服此二者夫
熱氣慓悍藥氣亦然二者相遇恐內傷脾注曰膏謂
油藏肥脂也粱糧米也芳草謂芳美之味也芳香美
也悍利也堅固也勁硬也慓疾也蓋服膏粱芳草石
藥則熱氣堅勁疾利而為熱中消中發為癲狂之疾

夫豈顛為重陰者歟

罵詈言為心之聲也罵詈言之惡也夫水數一道近
而善火數二道遠而惡水者內清明而外不彰器之
方員物之氣味五臭五色從而不違靜順信平潤下

而善利萬物滌洗濁穢以清淨故上善若水水火相
反則下愚如火也火者外明耀而内煩濁燔焫萬物
爲赤爲熱爲苦爲焦以從其已躁亂參差炎上而烈
害萬物燻燎鮮明以爲昏昧水生于金而復潤母燥
火生于木而反害母形故易繫辭曰潤萬物者莫潤
乎水又言離火爲戈兵故火上有水制之則爲既濟
水在火下不能制火爲未濟也是知水善火惡而今
病陽盛陰虛則水弱火強制金不能平木而善去惡
發罵詈不避親疎喜笑恚怒而狂本火熱之所生也
平人怒罵亦同或本心喜而無怒以爲戲弄之罵亦

心火之用也故怒罵者亦兼心喜罵于人也怒而惡發可嗔者內心喜欲怒于人也

驚駭 駭驚愕也君火義同

胕腫 熱勝肉而陽氣鬱滯故也

疼酸 酸疼也由火實制金不能平木則木旺而爲兼化故言酸疼也

氣逆衝上 火氣炎上故也

禁慄如喪神守 慄戰慄也禁冷也又義見君火化中

禁俗作噤 如喪神守者神能御形而反禁慄則如喪失保守形體之神也 嚏鼻中因痒而氣噴作于聲也

鼻爲肺竅痒爲火化心火邪熱干于陽明發于鼻而
痒則嚏也故或以物擾之痒而嚏者擾痒屬火故也
或視日而嚏者由目爲五藏神華太陽眞火晃耀于
目則心神躁亂而發熱于上則鼻中痒而嚏也傷寒
病再經衰而或嚏者由火熱已退而虛熱爲痒痒發
之則嚏也或風熱上攻頭鼻壅滯脉浮而無他證者
內藥鼻中得嚏則壅滯開通而愈也或有痛處因嚏
而痛甚不可忍者因嚏之氣攻衝結痛而不得通利
故也
嘔瘡瘍君火化同

喉痹痹不仁也俗作閉由閉塞也火主腫脹故熱客
上焦而咽嗌腫脹也
耳鳴有聲非妄聞也耳爲腎竅交會手太陽少陰足
厥陰少陰少陽之經若水虛火實而熱氣上甚客其
經絡衝于耳中則鼓其聽戶隨其脉氣微甚而作諸
音聲也經言陽氣上甚而躍故耳鳴也然音在耳中
故微亦聞之也
聾之爲病俗醫率以慓悍燥烈之藥制之往往謂腎
水虛冷故也由未知水火之陰陽心腎之寒熱榮衛
之盛衰猶權衡也一上則必一下是故高者抑之下

者擧之此平治之道也夫心火本熱虛則寒矣腎水本寒衰則熱矣腎水既少豈能反爲寒病耶經曰足少陰腎水虛則腹滿身重濡瀉寒瘍腰股痛發膕腨股膝不便煩寃足痿清厥意不樂大便難善恐心惕如人將捕口苦舌乾咽腫上氣嗌乾及痛煩心心痛黃疸腸澼下血脊臂股內後廉痛痿厥嗜臥不安足下熱而痛以此見腎虛爲病皆是熱證經又曰有所遠行勞倦逢大熱而渴渴則陽氣內伐內伐則熱舍于腎腎者水藏也今水不勝火骨熱而體虛故發骨痿注言陽氣內伐謂伐腹中之陰氣也水不勝火以

熱舍于腎中也經又云骨痿者生于大熱也又曰腎熱者色黑而齒槁凡色黑齒槁之人必身瘦而耳焦也所以然者水虛則火實而熱亢極則害承乃制故反兼水之黑也腎水衰少不能潤澤故黑乾焦槁也齒耳屬腎故甚也如瘡瘍熱極無液則肉乾焦而色黑也然則水衰爲熱明矣豈可反言寒耶故仙經以息爲六字之氣應于三陰三陽藏府之六氣實則行其本化之字瀉之衰則行其勝已之字瀉之是爲殺其鬼賊也所謂六字之氣者肝呼心呵相火唏脾呼肺呬腎吹也故吹去腎寒則生熱呵去心熱則生

寒故曰春不呼夏不呬秋不呼冬不呵四時常有噓謂三焦無不足八節不得吹謂腎藏難得實然以吹驗之吹去腎水寒氣則陽熱暴甚而目瞑昏眩虛為熱證明矣豈可反言腎虛為冷而以熱藥養水邪況以水不能勝火又服熱藥寧無損歟經言以寒治熱謂寒養水而瀉火以熱治寒謂熱助火而耗水也經雖或言以熱治熱謂病氣熱甚能與寒藥交爭而寒藥難下故反熱服順其病熱熱病既消寒性乃發則病熱除愈如承氣湯寒藥反以熱服之類是也傷寒同法經曰寒因熱用熱因寒用亦是治熱類也故治

病之道瀉實補衰平而已矣或謂病熱爲火實水虛反言腎虛爲冷心迷正理不敢用對證寒藥誤以食前服其助陽熱藥欲令下部水勝退上焦心火食後兼服從涼之藥而退火熱豈知十益不及一損也病本熱而無寒又得熱藥則病熱轉甚食後雖服大寒之藥亦難解其勢之甚也況以從涼乎豈不詳熱藥證中止言治寒助熱安有養水瀉火之言哉經言五藏以平爲期及夫一法無問五藏生剋興衰一槩言熱爲實寒爲虛者通言陽氣之興衰也假令下部寒者謂下焦火氣之虛也故以熱藥補之非助腎水之

藥爾由水虛不能反爲寒也凡諸疾之所起也不必臟府與衰變動相乘而病但乘內外諸邪所傷即成病矣大凡治病必求所在病在上者治其上病在下者治其下中外藏腑經絡皆然病氣熱則除其熱寒則退其寒六氣同法瀉實補虛除邪養正平則守常醫之道也豈可見病已熱而反用熱藥復言養水而勝其火者夫道也正則直而邇邪則曲而遐夫法也言簡而意博知易而理深何必紆曲矣行而反失其正道歟可謂道在邇而求諸遠事在易而求諸難深可戒哉所以或言腎虛而下部冷者非謂下部腎水

虛也所謂腎有兩枚經曰七節之傍中有小心楊上善注太素曰人之脊骨有二十一節從下第七節之傍左者爲腎右者爲命門命門者小心也難經言心之原出于太陵然太陵穴者屬手厥陰包絡相火小心之經也玄珠言刺太陵穴曰此瀉相火小心之原也然則右腎命門爲小心乃手厥陰相火包絡之藏也仙經曰先生右腎則爲男先生左腎則爲女謂男爲陽火女爲陰水故也或言女子左腎爲命門者誤也難經止言右腎爲命門男子以藏精女子以繫胞豈相反也然右腎命門小心爲手厥陰包絡之藏故

手少陽三焦合爲表裏神脉同出見于右尺也二經俱是相火相行君命故曰命門爾故仙經曰心爲君火腎爲相火是言右腎屬火不屬水也舉世皆云心包絡之藏有名無形者未知此也是以右腎火氣虛則爲病寒也君相雖爲二火論其五行之氣則一於爲熱也夫五行之理陰中有陽陽中有陰孤陰不長獨陽不成但有一物全備五行遞相濟養是謂和平交互尅伐是謂興衰變亂失常災害由生是以水少火多爲陽實陰虛而病熱也水多火少爲陰實陽虛而病寒也故俗以熱藥欲養腎水勝退心火者豈不

喂飲至如或因恣慾而即病或因久而成病者俗以為元氣虛損而病寒者皆誤也然諸所動亂勞傷乃為陽火之化神狂氣亂而為病熱者多矣故經言消癉熱中及夫熱病陰陽變易房勞之熱證也所以熱病未復及大醉以不禁入房而為禍甚速者陽熱易為暴甚故也夫大太乙天真元氣非陰非陽非寒非熱也是以精中生氣氣中生神神能御其形也由是精為神氣之本形體之充固則衆邪難傷衰則諸疾易染何止言元氣虛而為寒爾故老人之氣衰也多病頭目昏眩耳鳴或聾上氣喘欬涎唾稠粘口苦舌乾

咽嗌不利支體焦痿筋脈拘倦中外燥澁便溺閉結此皆陰虛陽實之熱證也俗悉言老弱爲虛冷而無熱也縱見熱證雖云少水不勝多火而反言腎水虛則爲寒此乃舉世受誤之由也但須臨時識其陰陽虛實則無橫夭之冤慎不可妄以熱藥養其眞氣也或熱耗其陰盛衰失常則邪熱燥其眞氣則眞氣何由生也故西山記曰餌之金石當有速亡之患內經言石藥發癲狂熱甚之所生也或欲以溫藥平補者經言積溫成熱則變生熱疾故藥物不可妄服也夫養眞氣之法飲食有節起居有常不妄作勞無令損

害陰陽和平自有益安仙經雖有服餌之說非其人不可也況乎厥于氣味平和無毒之物但以調其氣爾夫修道者以內事爲功外事爲行非服餌而望成於道也或病者如法治之亦無偏養陽氣之理故仙經又曰服餌不備五味四氣而偏食之久則府藏偏傾而生其病矣然則豈可誤服熱藥而求其益所謂聾者由水衰火實熱鬱于上而使聽戶玄府壅塞神氣不得通泄也其所驗者仙經言雙手閉耳如鼓音是謂鳴天鼓也由脈氣流行而閉之于耳氣不得泄衝鼓耳中故聞之也或有壅滯則天鼓微聞天鼓

無聲則聽戶玄府閉絕而耳聾無所聞也故一法含
浸針砂酒以磁石附耳欲導其氣令通泄也或問曰
聾既為熱或服乾蠍生薑附子醇酒之類辛熱之物
而或愈者何也答曰欲以開發玄府而令耳中鬱滯
通泄也故養生方言藥中其效則如聞百攢雀音由
陽氣開衝耳中也凡治聾者適其所宜若熱證已退
而聾不已者當以辛熱發之三兩服不愈則不可久
服恐熱極而成他病爾若聾有熱風相兼者宜以退
風散熱涼藥調之熱退結散而愈然聾甚閉絕亦為
難已慎不可攻之過極反傷正氣若非其病不可服

其藥飲食同法若病而服藥當所宜者不可過度過度則反傷正氣病已卽止藥欲求不病無損而已矣故經云大毒治病十去其六常毒治病十去其七小毒治病十去其八無毒治病十去其九穀肉菓菜食養盡之勿令過度反傷其正不盡行復如法故曰必先歲氣無伐天和無實實無虛虛而遺夭殃無致邪無失正絶人長命帝曰其久病者有氣從而不康病去而瘠柰何岐伯曰昭乎哉聖人之問也化不可伐時不可違夫經絡以通氣血以從復其不足與衆齊同養之和之靜以待之謹守其氣無使傾移其形乃

彰生氣乃長命曰聖王故大要曰無伐化無違時必養必和待其來復此之謂也嘔涌溢食不下火氣炎上胃膈熱甚則傳化失常故也

目昧不明目赤腫痛翳膜眥瘍皆為熱也及目膜俗謂之眼黑亦為熱也或平日目無所見者熱氣鬱之甚也或言目昧為肝腎虛冷者誤也是以妄謂肝主于目腎主瞳子故妄言目昧為虛而冷也然腎水冬陰也虛則當熱肝木春陽也虛則當涼腎陰肝陽豈能同虛而為冷者歟或通言肝腎之中陰實陽虛而為冷者然則無由目昧也俗妄謂肝腎之氣衰少而

不能至于目也不知經言熱甚目瞑眼黑也豈由寒爾又如仲景言傷寒病熱極則不識人乃目昏也正理曰由熱甚怫鬱於目而致之然也皮膚之汗孔者謂泄氣液之孔竅也一名氣門謂泄氣之門也一名腠理者謂氣液出行之腠道紋理也一名鬼神門者謂幽冥之門也一名玄府者謂玄微府也然玄府者無物不有人之藏府皮毛肌肉筋膜骨髓爪牙至于世之萬物盡皆有之乃氣出入升降之道路門戶也夫氣者形之生神之母三才之本萬物之元道之變也故元陽子解清靜經曰大道無形非氣不足以生

育天地太道無情非氣不足以運行日月太道無名非氣不足以長養萬物由是氣化則物生氣變則物易氣甚即物壯氣弱即物衰氣正即物和氣亂即物病氣絕即物死經曰出入廢則神機化滅升降息則氣立孤危故非出入則無以生長壯老非升降則無以生長收藏是以升降出入無器不有故知人之眼耳鼻舌身意神識能為用者皆由升降出入之通利也有所閉塞者不能為用也若目無所見耳無所聞鼻不聞臭舌不知味筋痿骨痹爪退齒腐毛髮墮落皮膚不仁腸不能滲泄者悉由熱氣怫鬱玄府閉密

而致氣液血脈榮衛精神不能升降出入故也各隨鬱結微甚而爲病之輕重也故知熱鬱于目無所見也故目微昏者至近則轉難辨物由目之玄府閉小也如隔簾視物之象也或視如蠅翼者玄府有所閉合者也或目昏而見黑花者由熱氣甚而發之於目亢則害承乃制而反出其泣氣液昧之以其至近故雖視而亦不見如黑花也及衝風泣出而目暗者由熱甚而水化制之也故經言厥則目無所見夫人厥則陽氣并于上陰氣并于下陽氣并于上則火獨光也陰氣并于下則足寒足寒則厥也夫一水不勝五火

故目鬱而盲是以衝風泣下而不止夫風之中於目也陽氣內守於睛是火氣燔目故見風則泣下

暴注卒瀉君火義同

瞤瘛惕跳動也火主動故夏熱則脈洪大而長瞤瘛之象也况脈者心火之所養也

暴病暴死火性疾速故也斯由平日衣服飲食安處動止精魂神志性情好惡不循其宜而失其常久則氣變相為興衰而為病也或心火暴甚而腎水衰弱不能制之熱氣怫鬱心神昏冒則筋骨不用卒倒而無所知是為僵仆也甚則水化制火熱甚而生涎至

極則死微則發過如故至微者但眩瞑而已俗云暗風由火甚制金不能平木故風木自甚也或風熱甚而筋惕瘛瘲僵仆口出涎沫俗云風癇病也欲知病有兼化者陰陽變化之道也故陰陽相搏剛柔相摩五行相錯六氣相盪變而為病則無窮焉大法我子能制鬼賊則已當自實而與子兼化而同為病者不必皆然由乎六氣陰陽同異不等故也故經曰風熱火同陽也寒燥濕同陰也又燥濕小異也然燥金雖屬秋陰而其性異于寒濕故反同其風熱也故火熱勝則金衰而風生燥則風能勝濕熱能耗液而反燥

故陽實陰虛則風熱勝于水濕而爲燥也凡人風病多因熱甚而成燥者爲其兼化以熱爲其主也俗云風者言末而忘其本也所以中風癱瘓者非謂肝木之風實甚而卒中之也亦非外中于風爾由乎將息失宜而心火暴甚腎水虛衰不能制之則陰虛陽實而熱氣怫鬱心神昏冒筋骨不用而卒倒無所知也多因喜怒思悲恐之五志有所過極而卒中者由五志過極皆爲熱甚故也若微則但僵仆氣血流通筋脉不攣緩者發過如故或熱氣太甚鬱結壅滞氣血不能宣通陰氣暴絶則陽氣後竭而死俗謂卒中風

爾或卽不死而偏枯者由經絡左右雙行而熱甚鬱結氣血不得宣通鬱極乃發若一側得通一側痺者而爲癱瘓也其人已有怫熱鬱滯而氣血偏行微甚不等故經言汗出偏沮令人偏枯然汗偏不出者由怫熱鬱結氣血壅滯故也又卒中則氣血不通而偏枯也所謂肥人多中風者蓋人之肥瘦由血氣虛實使之然也氣爲陽而主輕微血爲陰而主形體故西方金北方水爲陰而剛也東方木南方火爲陽而柔也故血實氣虛則肥氣實血虛則瘦所以肥者能寒不能熱瘦者能熱不能寒由寒則傷血熱則傷氣損

其不足則陰陽愈偏故不能也損其有餘者方得平調是故能之矣其瘦者腠理踈通而多汗泄血液衰少而爲燥熱故多爲勞嗽之疾也俗以爲卒暴病甚而爲熱勞徐以久病微而爲冷勞者是以遲緩爲言而病非冷也識其證候爲熱明矣但熱有微甚而已或言肥人多中風由氣虛非也所謂腠理緻密而多鬱滯氣血難以通利若陽熱又甚而鬱結故卒中也故肥人反勞者由暴然亡液損血過極故也瘦人反中風者暴然陽熱太甚而鬱結不通故也所謂中風口噤筋脉緊急者由陽熱暴甚于内亢則害承乃制津

液涌溢聚下胸膈熱燥以為痰涎初虞世言涎者乃徧身之脂脉津液也然陽實陰虛而風熱太甚以勝水濕因而成燥肝主於筋而風氣自甚又燥熱加之津液還聚于胸膈則筋為火所燥也然燥金主于收斂勁切緊濇故為病筋脈勁强緊急而口噤也或破傷中風亦同但以從微至甚而不徧枯也夫破傷中風之由者因瘡熱甚鬱結而榮衛不得宣通怫熱因之徧體故多發白痂是時瘡口閉塞氣難通泄故陽熱易為鬱結而熱甚則生風也不已則表傳于裏亦由面首觸冐寒邪而怫熱鬱甚周身似為傷寒之疾

不解則表傳于裏者也但有風熱微甚兼化故殊異矣大法破傷中風風熱燥甚怫鬱在表而裏氣尚平者善伸數欠筋脉拘急或時惡寒或筋惕而搐脉浮數而弦也宜以辛熱治風之藥開衝結滯榮衛宣通而愈猶傷寒表熱怫鬱而以麻黄湯辛熱發散者也凡用辛熱開衝風熱結滯或以寒藥佐之猶良免致藥不中病而風熱轉甚也猶傷寒論熱藥發表不中效則熱轉甚也故夏熱用麻黄桂枝湯之類熱藥發表須加寒藥不然則熱甚發黄或斑出矣故發表諸方佐以黄芩石膏知母柴胡地黄芍藥梔子茵陳葱

白豆豉之類寒藥消息用之如世以甘草滑石葱豉寒藥發散甚妙是以甘草甘能緩急凉能潤燥滑石淡能利竅滑能通利葱辛甘微寒豉鹹寒潤濕皆散結緩急潤燥除熱之物因熱服之因熱而玄府鬱結宣通而怫熱無由再作病勢雖甚而不得頓愈者亦獲小效而無加害爾此方散結無問上下中外但有益而無損矣散結之方何必辛熱而已耶若成傷中風表不已而漸入于裏則病勢漸甚若裏未太甚而病在肌肉者宜以退風熱開結滯之寒藥調之或以微加治風辛熱之藥佐之亦得以意消息不可妄也

此猶傷寒病勢半在表半在裏而以小柴胡湯和解之也若裏勢已甚而舌强口噤項背反張驚搐惕搦涎唾稠粘胸腹滿塞而或便溺閟結或時汗出脈洪數而弦也然汗出者由風熱鬱甚于裏而表熱稍罷則腠理踈泄而心火熱甚故汗出也大法風熱怫鬱因汗當解今不解者若裏熱出之于表因汗而結散熱去則氣和而愈也今風熱鬱甚于裏而不出之于表故雖汗泄而熱不退則不能解也猶陽明證熱甚于裏而日晡潮熱大汗雖出熱不退而不能解也故當大承氣湯下其裏熱也是以亢則害承乃制而今

火熱極甚則水化制之汗泄于外而涎溢于內然而筋被火燥故筋勁急而口噤爾又風熱加之故驚而搐也風熱燥并鬱甚于裏故煩滿而或悶結也法宜除風散結寒藥下之以使鬱滞流通而後以退風熱開結滞之寒藥調之而熱退結散則風自愈矣嗚呼俗醫所治破傷中風不明淺深但以辛熱燥藥任其天命而已若始覺風熱鬱結于表而裏尚和平者可也或以寒物佐之亦佳如靈寶丹治風痹雖用硫黃鍾乳木香桂心之類辛熱是亦能令開結也佐以牛黃腦子苦參芒硝之類寒物以使結散而無復鬱也

况至寶丹乃散風熱鬱痺之寒藥也凡治風熱結滯宜戒熱藥過甚凡破傷中風宜早令導引按摩自不能者令人以屈伸按摩挽之使筋脉稍得舒緩而氣得通行及頻以篾斡牙關勿令口噤若緊噤之則常以篾當之及頻斡之勿損牙齒免致口噤不開而粥藥不能下也及風癎之發作者由熱甚而風燥爲其兼化涎溢胸膈燥爍而瘛瘲昏冒僵仆也或驚風者亦由心火暴甚而制金不能平木故風火相摶而昏冒驚悸潮搐也凡此諸證皆由熱甚而生風燥各有異者由風熱燥各微甚不等故也所謂中風或筋緩

者因其風熱勝濕而爲燥乃燥之甚也然筋緩不收而痿痺故諸膹鬱病痿皆屬金肺乃燥之化也如秋深燥甚則草木痿落而不收病之象也是以手得血而能握足得血而能步夫燥之爲病者血液衰少也而又氣血不能通暢故病然也或云筋攣有力則爲實熱筋緩不收則爲虛寒者或謂寒主收引而熱主舒緩則筋攣爲寒筋緩爲熱者皆誤也凡治諸風方通言主療筋脈攣緩豈分寒熱虛實之異耶但有微甚而已故諸筋攣雖勢惡而易愈也諸筋緩者難以平復明可知也或云中風爲肝木實甚則大忌臟腑

脫泄若脾胃土氣虛損則土受肝木鬼賊之邪而當死也當以溫脾補胃令其土實而木不能尅乃治未病之法也所謂似是而非者也或云脾爲中州而當溫者亦誤也所以寒暑燥濕風火之六氣應于十二經絡藏腑也以其本化則能補之相反之者則能瀉之然脾胃土本濕也濕氣自甚則爲積飲痞隔或爲腫滿以藥燥去其濕是謂瀉其脾胃土之本也或病燥熱太甚而脾胃乾涸成消渴者土濕之氣衰也宜以寒溫之藥補陰瀉陽除濕潤燥而土氣得其平是謂補其脾土之本也故仲景言傷寒裏熱太甚而胃

中乾涸煩渴者急下之救其胃氣方用甘草大黃芒硝大寒之藥謂之調胃承氣湯者達其至理也所以陰陽異用而寒濕同性然土爲陰故異于風熱燥也然土爲萬物之母水爲萬物之元故水土同在于下而爲萬物之根本若地乾而無水濕之性則萬物根本不潤而枝葉衰矣經言動物神機爲根在于中故食入於胃而脾爲變磨布化五味以養五藏之氣而榮養百骸固其根本則胃中水穀潤澤而已亦不可水濕過與不及猶地之旱澇也故五臟六腑四支百骸受氣皆在于脾胃土濕潤而已經言積濕成熱豈

可以溫藥補于濕土也溫屬春木正以勝其土濕爾
或以臟腑不必二氣而爲假令之法一槩言陽氣甚
而熱爲實陽氣衰而寒爲虛者乃寒熱陰陽之虛實
而非五行興衰尅伐之道也然臟腑經絡不必本氣
興衰而能爲其病也二氣互相干而病也假令胃寒爲
虛冷者是胃中陰水實而陽火虛也當以溫補胃中
陽火之虛而退其陰水之實非由胃土本虛而補其
濕也夫補瀉脾胃之本者燥其濕則爲瀉潤其燥則
爲補今夫土本濕也若陽實陰虛風熱勝其水濕而
成燥者則爲水濕衰也可以退風散熱養液潤燥而

救其已衰之陰濕若反以溫補欲令臟腑壅塞不亦
妄謬之甚耶或言中風由腎水虛冷者誤也蓋陰水
既衰則陽火自甚而熱豈能反爲寒者耶以證驗之
則爲熱明矣或云中風既爲熱甚治法或用烏附之
類熱藥何也答曰欲令藥氣開通經絡使氣血宣行
而無壅滞也然亦以消風熱開結滞之類寒藥佐之
可以制其藥之熱也若服峻熱藥而熱證轉加者不
可服也鬱結不通而強以攻之則陰氣暴絶而死矣
故諸方之中至寶靈寶丹最爲妙藥今詳本草言至
寶丹之藥味合而爲之乃寒藥爾靈寶丹雖用溫熱

之味而復用寒物制之參而爲一亦平藥也況皆能散風壅開結滯而使氣血宣通怫熱除而愈矣世方雖有治風之熱藥當以臨時消息適其所宜扶其不足損其有餘愼不可但以峻熱攻痺而反絶其已衰之陰氣也

燥類

諸澁枯涸乾勁皴揭皆屬於燥（陽明燥金乃肺與大腸之氣也）

澁物濕則滑澤乾則澁滯燥濕相反故也如徧身中外澁滯皆屬燥金之化故秋脉濇濇澁也或麻者亦由澁也由水液衰少而燥澁氣行壅滯而不得滑澤

通利氣強攻衝而爲麻也如平人抑其手足則氣行微而道路並著乍放之則其氣頓行之甚而澁滯壅礙不得通利而麻亦猶鼓物之象也其不欲動者動則爲陽使氣行之轉甚故轉麻也俗方治麻病多用烏附者令氣行之暴甚以故轉麻因之衝開道路以得通利藥氣盡則平氣行通而麻愈也然六氣不必一氣不獨爲病氣有相兼若亡液爲燥或麻無熱證即當此法或風熱勝濕爲燥因而病麻者則宜以退風散熱活血養液潤燥通氣之凉藥調之則麻自愈也治諸燥澁悉如此法

枯涸乾勁枯也不榮生也涸則無水液也乾不滋潤也
勁不柔和也然春秋相反燥濕不同故也大凡身表
熱爲熱在表渴飲水爲熱在裏身熱飲水表裏俱有
熱身凉不渴表裏俱無熱經所不取火化渴者謂渴
非特爲熱如病寒吐利亡液過極則亦燥而渴也雖
病風熱而液尚未衰則亦不渴豈可止言渴爲熱而
不渴爲寒也夫燥渴之爲病也多兼于熱故易曰燥
萬物者莫熯乎火今言渴爲燥則亦備矣如大法身
凉不渴爲表裏俱無熱故不言渴爲寒也謂表裏微熱
則亦有身不熱而不渴者豈不亦宜乎

皴揭皮膚啓裂也然乾爲天而爲燥金坤爲地而爲濕土天地相反燥濕異用故燥金主於緊斂所以秋脈緊細而微濕土主於縱緩所以六月其脈緩大而長也如地濕則縱緩滑澤乾則緊斂燥濇皴揭之理明可見焉俗云皴揭爲風者由風能勝濕而爲燥也經言厥陰所至爲風府爲璺啓由風熱勝濕而爲燥也所謂寒月甚而暑月衰者由寒能收斂腠理閉密無汗而燥故病甚也熱則皮膚縱緩腠理疏通而汗潤故病衰也或以水濕皮膚而反喜皴揭者水濕自招風寒故也

寒類

諸病上下所出水液澄徹清冷癥瘕㿗疝堅痞腹滿急痛下利清白食已不飢吐利腥穢屈伸不便厥逆禁固皆屬於寒太陽寒水乃腎與膀胱之氣也

水液澄徹清冷湛而不渾濁也水體清淨而其氣寒冷故水穀不化而吐利清冷水液為病寒也如天氣寒則濁水自澄徹也

癥腹中堅硬按之應手謂之癥也聖惠方謂癥徵也然水體柔順而今反堅硬如地者亢則害承乃制也故病濕過極則為痓反兼風化制之也風病過極而

反燥筋脈勁急反兼金化制之也病燥過極則煩渴反兼火化制之也病熱過極而反出五液或爲戰慄惡寒反兼水化制之也其爲治者但當瀉其過甚之氣以爲病本不可反誤治其兼化也然而兼化者乃天機造化抑高之道雖在渺冥恍惚之間而有自然之理亦非顯形而有氣也病雖爲邪而造化之道在其中矣夫五行之理甚而無以制之則造化息矣如春木旺而多風風大則反凉是反兼金化制其木也大凉之下天氣反溫乃火化承于金也夏火熱極而體反出液是反兼水化制其火也因而濕陰雲雨乃

土化承于水也雨濕過極而兼烈風乃木化制其土也飄驟之下秋氣反凉乃金化承于木也凉極萬物反燥乃火化制其金也因而以爲冬寒乃水化承于火也寒極則水凝如地乃土化制其水也凝凍極而起東風乃木化承土而周歲也凡不明病之標本皆由未知此變化之道也

瘕腹中雖硬而聚忽忽散無有常準故聖惠方云瘕猶假也以其病瘕未及癥也經注曰血不流而寒薄故血内凝而瘕也一云腹内結病也經曰小腸移熱於大腸爲虙瘕爲沉注曰小腸熱已移入大腸兩熱

相搏則血溢而爲伏瘕也血澁不利則月事沉滯而
不行故云爲虛瘕爲沉虛與伏同瘕一云爲疝傳寫誤
也然則經言瘕病亦有熱者也或陽氣鬱結怫熱壅
滯而堅硬不消者非寒癥瘕也宜以脈證別之
癩疝少腹控卵腫急絞痛也寒主拘縮故也寒極而
土化制之故腫滿也經言丈夫癩疝謂陰器連少腹
急痛也故言婦人少腹腫皆足厥陰肝之脈也經注
曰寒氣聚而爲疝也又按難經言五藏皆有疝但脈
急也注言脈急者寒之象也然寒則脈當短小而遲
今言急者非急數而洪也由緊脈主痛急爲痛甚病

寒雖急亦短小也所以有痛而脈緊急者脈為心之所養也凡六氣為痛則心神不寧而緊急不得舒緩故脈亦從之而見也欲知何氣為其痛者適其緊急相兼之脈而可知也如緊急洪數則為熱痛之類也又經言脾傳之腎病名曰疝瘕少腹煩寃而痛出白蠱注言少腹寃熱痛溲出白液也一作寃熱内結銷爍脂肉如蟲之食故名曰蠱也然經之復言熱為疝瘕則亦不可止言為寒當以脈證別之

堅痞腹滿急痛寒主拘縮故急痛也寒極則血脈凝澁而反兼土化制之故堅痞而腹滿也或熱鬱於内

而腹滿堅結痛者不可言爲寒也

下利淸白水寒則淸淨明白也

食已不飢胃熱則消穀善飢故病寒則食雖已而不飢也胃膈潤澤而無燥熱故也或邪熱不殺穀而腹熱脹滿雖數日不食而不飢者不可言爲寒也由陽熱太甚而鬱結傳化失常故雖不食而亦不飢亦由病熱雖甚而無困倦病愈而始困無力由實熱之氣去也

吐利腥穢腸胃寒而傳化失常我子能制鬼賊則已當自實故寒勝火衰金旺而吐利腥穢也腥者金之

臭也由是熱則吐利酸臭寒則吐利腥穢也亦猶飲
凝熱則易酸寒則水腥也
屈伸不復厥逆禁固陰水王于清淨故病寒則四肢
逆冷而禁止堅固舒卷不復利也故冬脈沉短以敦
病之象也或病寒尚微而未至于厥逆者不可以
爲熱或熱甚而成陽厥者不可以爲病寒也然陰厥
者元病脈候皆爲陰證身凉不渴脈遲細而微未嘗
見于陽證也其陽厥者元病脈證皆爲陽證熱極而
久厥時復反溫雖厥而亦煩渴譫妄身熱而脈數也
若陽厥極深而至於身冷反見陰脈微欲絕者此倚

熱極而欲死也俗皆妄謂變成陰病且曰陰陽寒熱反變而不可測也乃取陽主于生陰主于死之說急以火艾熱藥溫其表裏助其陽氣十無一生俗因之以為必死之證致使舉世大懼陰證而疑似陰者急以溫之唯恐救之不及而反招暴禍豈知熱病之將死者鮮有逃于此證也殊不知一陰一陽之謂道偏陰偏陽之謂疾陰陽以平則和而偏則疾萬物皆以負陰抱陽而生故孤陰不長獨陽不成是以陽氣極甚而陰氣極衰則陽氣怫鬱陰陽偏傾而不能宣行陽氣畜聚于內而不能營運于四支則手足厥冷謂

之陽厥故仲景曰熱深則厥亦深熱微則厥亦微又曰厥當下之下後厥愈爲以除其裏之熱也故病熱甚則厥又以失下則熱甚而反爲陰證非反變爲寒病爾夫病之傳變者謂中外上下經絡臟腑部分而傳受爲病之邪氣也非寒熱陰陽之反變也法曰陰陽平則和偏則病假令陽實陰虛爲病熱也若果變而爲寒則比之熱氣退去寒欲生時陰陽平而當愈也豈能反變之爲寒病歟然雖瘧論云陰勝則寒陽勝則熱者謂裏氣與邪熱并之于表則爲陽勝而發熱也表氣與邪熱并之于裏則爲陰勝而寒慄也此

表氣虛而裏熱亢則害承乃制故反戰慄也大抵本熱非病寒也或傷寒病寒熱往來者由邪熱在表而淺邪惡其正故惡寒也邪熱在裏而深邪甚無畏物惡其極故不惡寒而反惡熱也表裏進退不已故爲寒熱往來也此氣不并于表裏故異于瘧而寒熱微也皆熱傳于表裏之陰陽而非病氣寒熱之陰陽反變也或病熱而用寒藥攻之過極陽氣損虛陰氣暴甚而反爲寒者雖亦有之因藥過度而致之非自然寒熱之反變也夫六氣變亂而爲病者乃相兼而同爲病風熱燥同多兼化也寒濕性同多兼化也性異

而兼化者有之亦已鮮矣或制甚而兼化者乃虛象也如火熱甚而水化制之反爲戰慄者大抵熱甚而非有寒氣之類也故渴爲熱在裏而寒戰反渴引飲也又如以火煉金熱極而反化爲水雖化爲水止爲熱極而爲金汁實非寒水也或燥熱太甚而腸胃鬱結飲冷過多而痞隔不通留飲不能傳化浸潤而寒濕蓄于胃中燥熱太甚鬱于胸腹而䐜脹滿煩渴不已反令胃膈冷痛嘔噦漿水而水漿難下欲止其渴而強飲于水則滿痛嘔噦轉甚而渴亦不止不強飲之則煩渴不可以恣冷令人煩冤悶絕欲死若誤治之

即死不治亦為難已每用大承氣湯熱服下咽而腸胃鬱結痞膈即得宣通而留飲傳化浸潤則寒濕散去腸胃之外得其潤澤熱退而煩渴滿痛嘔噦遂止須臾得利而已矣然而病諸氣者必有所因病本熱而變為寒者實亦鮮矣大凡陽實則脈當實數而身熱煩渴熱甚則為陽厥至極則身冷脈微而似陰證以至脈絕而死故陽病見陰脈者死謂其脈近乎絕也病雖熱甚而不已則必須厥冷而脈微以至身冷脈絕而死矣或病本熱勢太甚或按法治之不已者或失其寒藥調治或因失下或誤服熱藥或誤熨烙

燻灸以使熱極而爲陽厥者以承氣湯之類寒藥下之熱退而氣得宣通則厥愈矣慎不可用銀粉巴豆性熱大毒丸藥下之而反耗陰氣而衰竭津液使燥熱轉甚而爲懊憹喘滿結胸腹痛下利不止血溢血泄或爲淋閟發黃驚狂譫妄諸熱變證不可勝舉由此爲破癥瘕堅積之藥非下熱養陰之藥也古人謂治傷寒熱病若用銀粉巴豆之類丸藥下之則如刀劍傷人也及嘗有陽厥而尚不下以至身冷脉微而似陰證反誤以熱藥投之病勢轉甚身冷脉微而欲絕唯心胸微煖昏冒不知人事而不能言下瀉後或

欲以煖藥急救其陽恐陽氣絕而死也答曰此因熱極失下及又溫補而致之若又以熱藥助其陽氣則陰氣暴絕陽氣亦竭而死陽氣何由生也或又曰何不急下之答曰此陽勝伐陰而陰欲先絕則陽亦將竭也於此時而下之則陰陽俱絕而立死矣不救亦死但及于期則緩而救之則當以寒藥養陰退陽但不令轉瀉若得陰氣漸生則可救也宜用涼膈散一服則陰氣可以漸生何以知之蓋以候其心胸溫煖漸多而脉漸生爾終日三服其脉生至沉數而實身表復煖而唯厥逆與水善飲有時應人之問諺妄而舌

强難言方以調胃承氣湯下之獲汗而愈所謂寒藥反能生脈而令身煖者由陽實陰衰欲至于死身冷脈微令以寒藥養陰退陽而復愈不至於死故也大凡治病必先明其標本標者末也本者根元也故經言先病爲本後病爲標標本相傳先以治其急者又言六氣爲本三陰三陽爲標故病氣爲本受病經絡臟腑謂之標也夫標本微甚治之逆從不可不通也故經言知逆與從正行無問明知標本萬舉萬當不知標本是謂妄行陰陽之道標本之謂也明其理歟

會通館翻印素問玄機原病式終

柳馬場通二條下町
芳野屋
作十郎利行

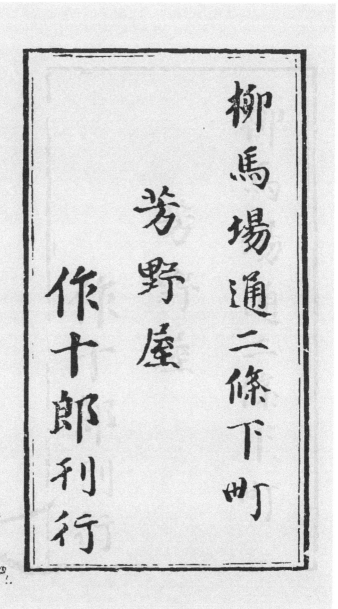

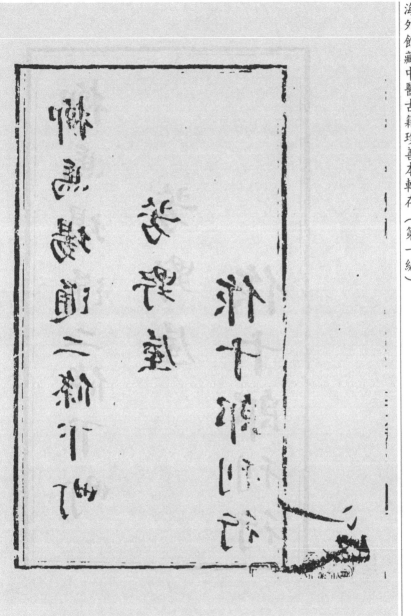